Beltz Taschenbuch 895

Über dieses Buch:
Pflegende Angehörige von an Demenz und Alzheimer Erkrankten sind die wahren Experten. Denn während der Demenzkranke allmählich in seine eigene Welt abgleitet, müssen sie mit den Anforderungen der Wirklichkeit fertig werden und versuchen, sowohl die Welt des Erkrankten als auch ihre eigene so angenehm wie möglich zu gestalten.
Das Buch greift sämtliche Gesichtspunkte auf, mit denen sich Angehörige von Demenzkranken im Verlauf der Krankheit auseinandersetzen müssen: Diagnose in einer »Memory-Klinik«, bezahlte Hilfen nach dem Pflegeversicherungsgesetz, Selbsthilfegruppen, betreuter Urlaub für Demenzerkrankte, Unterbringung in einer »Demenz-WG«, Pflege zu Hause, lebensverlängernde Maßnahmen. Ein Buch, das Pflegenden und damit auch Betroffenen wirkliche Hilfe bietet.

Die Autorin:
Daniela Flemming (1953), Studium der Erziehungswissenschaften, examinierte Altenpflegerin und Lehrerin für Pflegeberufe mit Schwerpunkt »Pflege verwirrter und demenzkranker alter Menschen«, Zusatzausbildung »klientenzentrierte Gesprächstherapie«; Autorin zahlreicher Fachveröffentlichungen in Zeitschriften. Ebenfalls im Beltz Verlag erschien ihr Buch »Demenz und Alzheimer – Mutbuch für pflegende Angehörige und professionell Pflegende altersverwirrter Menschen«.
Daniela Flemming lebt in Göttingen und zeitweise auf der Kanareninsel La Palma.

Daniela Flemming

»Keiner ist allein«

Demenz und Alzheimer: Informationen und Hilfen für Angehörige

BELTZ
Taschenbuch

Besuchen Sie uns im Internet:
www.beltz.de

Beltz Taschenbuch 895

1 2 3 4 5 10 09 08 07 06

Umschlaggestaltung: Federico Luci, Odenthal
Umschlagabbildung: © Mauritius, Mittenwald
Satz: WMTP, Birkenau
Druck und Bindung: Druck Partner Rübelmann, Hemsbach
Printed in Germany

ISBN 13: 978-3-407-22895-6
ISBN 10: 3-407-22895-3

*Die Autorin bedankt sich
bei den Angehörigen für ihre Beiträge,
ohne die dieses Buch nicht möglich gewesen wäre.*

Inhalt

Vorwort 11

1 »Da war sie erst 57 Jahre alt«

Ulrich E., 62, mit Ehefrau, 66, Diagnose: Alzheimer seit fünf Jahren 13

Info: Demenz und Alzheimer-Demenz 19

Erfahrungen mit einer Memory-Klinik/Gedächtnissprechstunde 25

Info: Memory-Klinik 26

2 »Am Anfang wähnt man sich mit dem Problem allein auf der Welt«

Klaus P., 43, mit Vater, 76, Diagnose: Alzheimer vor sieben Jahren 29

Info: Die Pflegeversicherung 35

Info: Schwerbehindertenausweis 44

3 »Irgendwann fängt etwas an«

Elisabeth M., 52, mit Mutter, 78, Diagnose: Alzheimer seit 6 Jahren 48

Info: Vollmachten 54

Erfahrungen über die amtliche Bestellung einer Berufsbetreuerin nach der Diagnose Alzheimer bei meiner Mutter
Irene B. mit alzheimerkranker Mutter 62

4 »ICH für IHN«
Margot P., 61, mit Ehemann, 74, Diagnose: Alzheimer seit fast sieben Jahren 66

Info: Bezahlte Hilfen bei der täglichen Pflege und Betreuung zu Hause 73

5 »Dann muss ich aufpassen, dass ich nicht aus der Fassung gerate«
Cornelia B. mit demenzkranker Mutter, 83 82

Info: Hilfe bei der täglichen Begleitung Demenzkranker – Validation 85

6 »Wie ich eine Selbsthilfegruppe gründete«
Wilfried G., 69, mit Ehefrau, 65, Diagnose: Alzheimer seit 6 Jahren 94

Plädoyer für den Beitritt zu einem Gesprächskreis/ Selbsthilfegruppe für pflegende Angehörige 96

Info: So gründen Sie eine Selbsthilfegruppe 98

7 »Ich hatte doch selber noch so viel vor!«
Gabriele S., 53, alzheimerkranke Schwiegermutter, verstorben vor zwei Jahren mit 83 Jahren 102

Info: Die Internet-Selbsthilfegruppe (Mailingliste) 112

8 »Es war das erste Mal, dass ich meine Frau in fremde Hände abgeben musste«
Ulrich K., 62, mit alzheimerkranker Ehefrau, 66 117

Info: Kurzzeitpflege – Tagespflege – Urlaubs- bzw. Verhinderungspflege 121

9 »Letztendlich bin ich doch in die Aufgabe hineingewachsen«

Anni S., 54, mit Mutter, 86, Diagnose: Alzheimer seit fünf Jahren, und Tante, 95, Demenz seit zwei Jahren 124

»Was mir gar nicht hilft – was mir hilft – was ich mir wünsche bei der Pflege meiner demenzkranken Mutter« Christiane G., 51, mit demenzkranker Mutter, 86 136

10 »Irgendwie empfinde ich jetzt alles etwas leichter«

Joachim G., 58, mit Mutter, 82, Diagnose: Alzheimer seit 6 Jahren 139

Info: Betreuter Urlaub für Demenzkranke und ihre Angehörigen 143

11 »Mama«

Gabriele A., 46, mit Mutter, 75, Diagnose: Alzheimer vor knapp einem Jahr 147

Info: Woran Sie ein gutes Pflegeheim erkennen 164

12 »Und keiner ist allein«

Alexandra K., 24, mit Großmutter, 84, Demenz seit ca. 10 Jahren 175

Info: Betreute Wohngemeinschaften für Demenzkranke ... 180

13 »Es wurden klare Aufgaben verteilt«

Martin K., 51, mit Mutter, 78, Diagnose: Alzheimer seit 3 Jahren 186

Info: Der Mediator als Vermittler 190

14 »Von da an war es ›*meine*‹ Mutter!«

Thomas S., 46, demenzkranke Mutter, verstorben in diesem Jahr mit 69 Jahren 193

Memorandum zur verlorenen eigenen Lebenszeit bei der Pflege demenzerkrankter Angehöriger 200

15 »Ich wollte unbedingt das Richtige tun«

Lars C., 36, alzheimerkranke Mutter verstorben mit 67 Jahren 205

»Die Entscheidung fällt ja viel früher«
Maria F., 53, Mutter verstorben mit 63 Jahren 209

Info: Patientenverfügung 210

16 Anstatt eines Schlusswortes

Tatjana S. mit demenzkranker Mutter 216

Nachwort 219

Sachwortregister 220

Auswahl weiterführender Bücher 221

Adressen 223

Vorwort

Jedes Jahr erhalten ca. 200.000 Menschen in Deutschland die Diagnose »Demenz« bzw. »Demenz vom Alzheimer-Typ«. Von da an wissen die Betroffenen und mehr noch ihre Angehörigen, dass sich ihr Leben grundlegend verändern wird. Was »Demenz« aber wirklich bedeutet, das kann man nur verstehen, wenn man als Angehöriger selbst mitbetroffen ist.

Dies ist ein Buch von pflegenden Angehörigen für pflegende Angehörige demenzerkrankter Menschen. Da sie am besten wissen, was es bedeutet, mit einem demenzerkrankten Familienmitglied zu leben, kommen ausschließlich sie zu Wort. Die Angehörigen schildern, wie sie die Krankheit des Betroffenen erlebt und erfahren haben, berichten von ihren Hoffnungen und kleinen Freuden und schonen sich nicht, wenn sie sich zugestehen, dass die Krankheit letztendlich doch stärker ist als sie selbst.

Die pflegenden Angehörigen sind die wahren Experten in Sachen Demenz und Alzheimer. Während der Demenzkranke allmählich in seine Welt abgleitet, müssen die pflegenden Angehörigen diese Welt für beide erträglich gestalten. Und wie ihnen das gelungen ist, unter welchen Mühen und Anstrengungen, mit wie viel Trauer und Mitleid, aber auch mittels welcher Strategien und Hilfen, auch das erzählen die pflegenden Angehörigen in ihren ganz persönlichen Erfahrungsberichten. Sie lassen den Leser nicht nur am »Leben mit Demenz und Alzheimer« teilhaben, sondern zeigen ihm auch, wie sie dieses Leben bewältigen.

Ein ausführlicher Sachteil von »Ersten Symptomen« bis zur »Patientenverfügung« mit Tipps und Hinweisen schließt sich jedem einzelnen Bericht an. Er bietet dem Leser erste Informationen und gibt einen guten Überblick über alle Hilfsangebote, die im Laufe der Erkrankung vonnöten sind bzw. in Anspruch genommen werden können.

Dieses Buch hätte ohne das Mitwirken der Angehörigen, die hier in bewundernswerter Offenheit über ihre Erfahrungen mit der Krankheit und ihren persönlichen Umgang berichten, so nicht geschrieben werden können. Ich danke allen, die daran beteiligt waren, für ihre Bereitschaft zur Mitarbeit und das Vertrauen, welches sie mir und diesem Projekt entgegengebracht haben. Stellvertretend für die mitwirkenden Angehörigen gilt mein besonderer Dank Herrn Ulrich K. Ellwart, der mich in schwierigen Fragen stets hilfreich und sachkundig unterstützt hat. Danken möchte ich auch Frau Christine Kreter, Qualitätsbeauftragte und Wohnbereichsleiterin für Demenzkranke im Matthias-Claudius-Stift Göttingen, für ihre ebenso kritische wie fruchtbare Beratung und Hilfe.

Im Folgenden wird von den Betroffenen und Angehörigen aus Gründen der Vereinfachung in der männlichen Form gesprochen. Natürlich ist dann jeweils auch die weibliche Form gemeint.

Daniela Flemming, im Mai 2006

1 »Da war sie erst 57 Jahre alt«

Ulrich E., 62, mit Ehefrau, 66, Diagnose: Alzheimer seit fünf Jahren

Als wir uns 1983 kennen lernten, war meine Frau eine attraktive Mittvierzigerin, im Gesundheitswesen selbstständig. Sie war gesellig, hatte viele Freunde und Bekannte, lachte gerne und war sehr liebenswert. Ihre frische, freundliche, aber auch bestimmte Art faszinierte mich von Anfang an. Sie war so ganz anders als ich selbst.

Im Jahre 1993, also lange bevor die erste Diagnose gestellt wurde, musste meine Frau ihre Selbstständigkeit aus finanziellen Gründen aufgeben. Dies hat sie sehr zwiespältig erlebt. Einerseits Freude, endlich viel Zeit zu haben, andererseits Trauer über die verloren gegangene Berufstätigkeit. Depressive Verstimmungen, unter denen sie besonders in den Herbst- und Wintermonaten litt, schienen damit nicht in Zusammenhang zu stehen.

Wir lebten zu dieser Zeit in einer Kleinstadt. Ich war voll berufstätig in einem Stressjob, der es mit sich brachte, dass ich gelegentlich Dienstreisen ins Ausland machen musste. Meine Frau blieb währenddessen zu Hause und widmete sich, da sie ja nun Zeit hatte, kreativen Dingen, wie Einrichten ihrer Zimmer und unseres Hauses, Esoterik, Blumen, las viel, bildete sich fort in Fußreflexzonenmassage, Eutonie, Sprachen und konnte problemlos alleine sein und sich selbst versorgen.

Irgendwann, mehrere Jahre vor der Diagnosestellung, zog sich meine Frau immer mehr zurück, vernachlässigte Freunde und Freundschaften, vermied Kontakte mit Nachbarn, ließ sich verleugnen, wenn ihre Verwandten anriefen, und verhielt sich bei Verwandtenkontakten irgendwie anders als die Jahre vorher.

Auch das Verhältnis zu ihrer Tochter, die 350 km entfernt als Alleinerziehende lebt, wurde schwieriger, jedenfalls nicht so, wie es üblicherweise zwischen Mutter und Tochter war.

Als sich ihre Gleichgültigkeit, ihr Desinteresse, ihre Vergesslichkeit, ihr Realitätsverlust und ihre Verhaltens- und Stimmungsschwankungen häuften und unübersehbar wurden, wurde mir klar, dass »da etwas nicht stimmte«.

Da war meine Frau erst 57 Jahre alt.

Unsere früheren »Freunde«, die meine Frau viel länger kannten als ich, hatten sich wegen persönlicher Auseinandersetzungen ausnahmslos alle schon Anfang der Neunziger im Streit »verabschiedet«. Ihnen war, wie sie sagten, unsere »Freundschaft« zu anstrengend geworden.

So blieb meine Frau lange Jahre sozial isoliert, konnte auch keine neuen Freunde finden. Sie konnte einfach nicht mehr auf Fremde zugehen, die ihr sympathisch waren, sie hatte Angst oder Scheu oder Bedenken, wieder enttäuscht zu werden, bevor es überhaupt anfing. Auch die Kontakte zu Nachbarn wurden reduziert, anfangs unmerklich, dann aber doch auffällig. Nichts und niemand schien sie mehr zu interessieren, selbst ihre früheren esoterischen Interessen waren plötzlich verschwunden.

Bei einigen Veranstaltungen, die wir gemeinsam besuchten (meist in großen Sälen), musste meine Frau irgendwann auf die Toilette. Zwar fand sie die Toiletten anfangs noch, aber nicht zurück, irrte umher. Nach überlanger Abwesenheit begann ich, sie zu suchen, fand sie auch. Als Erstes beschimpfte sie mich, dass ich sie »sitzen gelassen« hätte, gleichzeitig fragte sie: »Wo warst du denn … ich habe dich überall gesucht …?« Darüber hinaus fühlte sie sich schnell unwohl und hatte das Bedürfnis, möglichst schnell nach Hause zu kommen.

Der Hausarzt riet abzuwarten, weiter zu »beobachten«.

Vor etwa fünf Jahren fingen Bedienungsprobleme an ihrem Auto sowie Orientierungsprobleme beim Autofahren an. Sie fand bis dahin bekannte und hunderte Male gefahrene Orte und

Straßen nicht mehr. Sie fand die Bedienungselemente im Auto nicht mehr. Sie verwechselte links und rechts, wusste schließlich nicht mehr, was »rechts« oder »links« ist, konnte keine Anweisungen mehr umsetzen (durchführen). Schließlich hatte sie panische Angst in ihrem Auto und weigerte sich, zu fahren.

Inzwischen fiel mir (und anderen) dann immer mehr auf, dass meine Frau Wortfindungsstörungen hatte, Telefonanrufe vergaß, die Wäsche falsch in die Waschmaschine einsortierte und Schwierigkeiten hatte, andere Haushaltsgeräte zu bedienen. Auch ging sie oft aus einem Zimmer vor die Tür und suchte davor nach dem Lichtschalter oder fand den Lichtschalter nicht beim Betreten eines Zimmers.

Ich selber war in jener Zeit vor allen Dingen genervt. In Unklarheit der wirklichen Gründe für die Veränderung meiner Frau begann mich im häuslichen Umfeld ziemlich alles aufzuregen, von vergessenen Anrufen über ihre Gleichgültigkeit gegenüber in der Waschmaschine verfärbter Wäsche bis zu all jenen Dingen, die sie bisher gemacht hatte und die ich nun machen musste. Im Gespräch mit anderen, auch Verwandten, war ich entsetzt über »Verwechslungen«, Wortfindungsstörungen, ebenso über eine gewisse verbale Aggressivität bei Diskussionen, unangebrachtes Lachen, zum Thema unpassende Kommentare, die mir peinlich waren.

Als meine Frau dann beim Lesen immer öfter stockte, ihre eigene Schrift nicht mehr lesen konnte, innehielt und kaum noch etwas schrieb, ihre Schrift immer krakeliger, ja unleserlich wurde, sie beim Unterschreiben innehielt und mehrere Anläufe nehmen musste, bis es mehr schlecht als recht klappte, da spätestens war mir klar, dass das vom Hausarzt zuvor empfohlene »Beobachten, Abwarten« nicht mehr reichte und hinter all diesem unpassenden Verhalten eine womöglich ernste Erkrankung stecken musste.

Deswegen hatte ich einen Untersuchungstermin in der nahe gelegenen Memory-Klinik (s. S. 26 ff.) an einer Uni-Klinik für meine Frau vereinbart. Dort sollte erneut untersucht werden, woran sie erkrankt ist.

Die dort durchgeführten Tests verliefen dramatisch, da meine Frau sehr schnell Angst bekam (zu versagen), weinte und die Tests schließlich abgebrochen wurden. Uns wurde versprochen, die Ergebnisse und die Diagnose an die Kur-Klinik, wohin wir einige Tage später fuhren, weiterzuleiten. Dort sollte sie vier Wochen zur Stabilisierung ihrer Stimmungslage, die ja immer noch deutlich depressiv getönt war, bleiben.

Die Kur musste nach 2 Wochen bereits abgebrochen werden. Meine Frau konnte keine der angebotenen Anwendungen wahrnehmen und hatte im Zimmer in der Klinik Angstzustände, besonders nachts. Sie fand sich räumlich überhaupt nicht mehr zurecht und wollte immer nur »nach Hause«. Ein weiterer Verbleib in der Kur hätte keinen therapeutischen Nutzen gehabt.

Während der Kur traf der Bericht der Memory-Klinik ein. Darin war ganz eindeutig eine Demenz vom Typ Alzheimer diagnostiziert worden. Da sich die typischen Symptome (s. S. 20 ff.) inzwischen deutlicher ausgeprägt und verstärkt hatten, gab es nun nur noch wenig Zweifel an der Richtigkeit der Diagnose.

Erst zu diesem Zeitpunkt wurde mir bewusst, dass es »ernst«, »sehr ernst« ist, ohne im Einzelnen zu wissen oder zu ahnen, was genau das bedeutet. Aus Erzählungen aus zweiter und dritter Hand wusste ich bruchstückhaft, dass da Menschen viel vergessen und am Ende ihre eigenen Angehörigen nicht mehr erkennen und dass sie irgendwann in ein Pflegeheim müssen. Das war dann aber auch schon alles, was ich zu dem damaligen Zeitpunkt über die Krankheit und deren Verlauf wusste.

Doch weder unser Hausarzt noch der Neurologe erklärten uns, wie ein Morbus Alzheimer verläuft und was da alles auf meine Frau und mich selbst als Ehemann zukommt.

Ich selbst war anfangs noch voll berufstätig, merkte aber bald, dass die kognitiven (geistigen) Fähigkeiten meiner Frau, den

Haushalt zu führen und sich selbst zu versorgen, immer mehr nachließen. Somit fing ich z. B. an, ihr Essen bereitzustellen (vorzukochen), welches sie nur noch warm zu machen brauchte. Irgendwann funktionierte das auch nicht mehr und ich fuhr, sooft ich konnte, in der (verlängerten) Mittagspause von meinem Arbeitsplatz nach Hause und bereitete meiner Frau ein Mittagessen.

Im späteren Verlauf reichte das nicht mehr aus und ich vereinbarte mit meinem Arbeitgeber, den ich damals in Kenntnis setzte, möglichst viel von zu Hause aus, per Telearbeit, arbeiten zu können. Erfreulicherweise war mein Arbeitgeber damit einverstanden und tolerierte meine häufige Abwesenheit vom Betrieb.

Meine Frau allerdings verstand nicht mehr, dass ich auch hin und wieder außerhäusig zu tun hatte, denn wenn ich nach kurzer Abwesenheit zurückkam, beschimpfte sie mich, dass ich sie »stundenlang« allein gelassen hätte. Fassungslos musste ich miterleben, wie sie mich verdächtigte, dieses und jenes gestohlen oder versteckt zu haben. Sie beschimpfte und beleidigte mich ohne Grund aufs Ärgste. Da kam oft Verzweiflung bei mir auf; ich konnte damit überhaupt nicht umgehen. Wie konnte sich ein Mensch, der bis vor kurzem noch völlig logisch denken und argumentieren konnte, so verändert haben?

Selber bemerkte sie ihre Veränderung natürlich auch. Sie bekam öfter Weinkrämpfe, besonders vormittags, wo sie beklagte, was sie früher alles und nun nicht mehr konnte. Sie erkannte selbst, dass sie geistige Defizite hatte, wusste aber nicht warum, war einfach unendlich verzweifelt über den Verlust ihrer Fähigkeiten, wusste nie, was mit ihr passierte, verstand die Welt nicht mehr und wollte oft »nicht mehr leben«. Dass sie Alzheimer hatte und dies der Grund für ihren Zustand war, verstand sie zu diesem Zeitpunkt nicht mehr. Auch wenn ich versuchte, ihr das erneut zu erklären, so begriff sie einfach nicht, was das für sie bedeutete.

So ließ ich sie lieber in dem Glauben, alle ihre Beschwerden seien Begleiterscheinungen ihrer Depression. Die kannte sie von Jugend an und da konnte sie etwas mit anfangen. Warum also ihr das Leben unnötig schwer machen durch die Konfrontation mit einer Diagnose, deren Sinn, Konsequenz und Tragweite sie nicht mehr verstand.

Für mich bedeutete das als weitere Konsequenz, dass ich seit zwei Jahren meine Berufstätigkeit ganz, meine eigenen Bedürfnisse, Geselligkeit, Hobbys und Pläne weitestgehend aufgegeben habe, denn ich hatte meiner Frau versprochen (als sie das noch verstand), sie nicht im Stich zu lassen, egal, was kommt. Sie sagte mir darauf, dass sie das auch für mich tun würde. Da tat sie mir so unendlich Leid, sie konnte ja nichts dafür, es hätte mich genauso treffen können. Wenn ich zurückdenke an die vielen schönen Stunden, Erlebnisse, Aktivitäten, Urlaube usw., die ich zusammen mit meiner Frau verbracht habe, und wenn ich so sehe, was aus ihr geworden ist, blutet mein Herz und ich könnte stundenlang losheulen.

Als grundsolider Realist kann ich heute sagen, dass ich durch ihre Erkrankung menschliche Seiten bei mir selbst kennen gelernt habe, die ich vorher weder kannte noch für möglich gehalten hätte. Ich denke, ich bin sensibler, weicher, aufmerksamer und verständnisvoller, vielleicht auch liebevoller geworden.

Ich werde meine Frau auch weiterhin zu Hause pflegen, solange es möglich ist. Dazu werde ich Hilfskräfte suchen, auch um mich zu entlasten und um mir kleine Freiräume zu schaffen, denn bereits jetzt fehlen mir soziale Kontakte, die Gespräche mit ehemaligen Kollegen und außerhäusige Aktivitäten. Ein Pflegeheim kommt nur dann in Frage, wenn die Versorgung meiner Frau im Haus medizinisch nicht mehr vertretbar sein wird oder wenn ich selbst die Betreuung, Versorgung und Pflege nicht mehr sicherstellen kann.

Andere Pläne zusammen mit meiner Frau habe ich keine mehr. Jeder »Plan« wurde in den vergangenen Monaten durch aktuelle Episoden undurchführbar. Somit habe ich angefangen, nur noch ganz kurzfristig, höchstens eine Woche im Voraus, zu »planen«. Was ich mir und ihr jedoch wünsche, sind ganz einfache Dinge: gemeinsam eine Festlichkeit begehen, wie Weihnachten oder Geburtstage, so wie früher. Auch werde ich versuchen, meiner Frau mit Düften oder mit bestimmter Musik, die sie liebte, eine Freude zu machen. Vielleicht lassen sich sogar noch kleine Spaziergänge im nahe gelegenen Naturschutzgebiet machen, die sie früher sehr gerne mochte. Letztlich würde ich mich freuen, wenn es mir gelänge, sie mit irgendetwas sichtbar zu erfreuen.

Info: Demenz und Alzheimer-Demenz

Demenz

Das Wort »Demenz« leitet sich aus dem lateinischen »Dementia« ab und bedeutet wörtlich übersetzt »ohne Geist«. Dieses Wort wird als Bezeichnung für mehrere Hirn-Erkrankungen verwendet, die als Ursache eine gestörte Hirnfunktion haben und die alle eine Gemeinsamkeit haben:

Die Betroffenen erleiden

- das Nachlassen ihres Gedächtnisses,
- den Verlust ihrer Geistesfähigkeit,
- Störungen der Sprache,
- Störungen der Wahrnehmung und des Verhaltens,
- die Unfähigkeit, den Alltag zu bewältigen.

Diese Verluste stellen sich schleichend ein und oft über Jahre hinweg. Im Laufe der Zeit verliert der Betroffene immer stärker die Fähigkeit, sich an Dinge, Situationen oder Personen zu erinnern. Die Sprache und das Wortverständnis gehen verloren. Der

Kontakt zur Gegenwart und die Teilnahme an sozialen Aktivitäten werden unmöglich. Die Kontrolle über Körperfunktionen sowie die Fähigkeit zu laufen verschwinden. Der Betroffene wird bettlägerig und stirbt in der Regel an einer Infektionskrankheit (Lungenentzündung).

Alzheimer-Krankheit

Die Alzheimer-Krankheit ist die häufigste Form der Demenz (60 % aller Demenzen). Die Ursache der Alzheimer-Demenz ist im Substanzabbau des Gehirns zu suchen. Die Symptome sind denen anderer Demenzen einerseits zwar ähnlich, andererseits aber doch Alzheimer-»typisch«.

Meist erst im Rückblick wird von Angehörigen Betroffener berichtet, erste Anzeichen bereits bis zu zehn Jahre vor den ersten offensichtlichen »Verdachts«-Momenten beobachtet zu haben. Auffällig waren sporadisch auftretende Vergesslichkeit, Unkonzentriertheit sowie leichte Desorientiertheit. Die Symptome sind schwach ausgeprägt und auch nicht ständig wirklich auffallend oder präsent, so dass niemand Alzheimer im Sinn hat. Man denkt an Alltagsvergesslichkeit oder allgemeine Zerstreutheit.

Oft führen auch aktuelle Lebensereignisse der betreffenden Person zu der Schlussfolgerung, sie sei »mit den Gedanken woanders« oder aber Stress und Überlastung bringen einen auf die Idee, dass sie »nicht ganz im Bilde« zu sein scheint.

Einige Jahre später beginnen sich »Merkwürdigkeiten« zu häufen.

Das frühe Stadium der Alzheimer-Krankheit

zeigt sich durch:

- **Vergesslichkeit**
  Neue Informationen werden nicht gespeichert, eben Gesagtes, Gehörtes, Gesehenes werden nicht erinnert.

- **Gestörte Denkabläufe**
  Zusammenhänge werden nicht mehr erkannt (wenn es regnet, ist es nass), Schlussfolgerungen können nicht gezogen werden (nehmen wir einen Schirm mit), Probleme können nicht gelöst werden (aber wir sind drei Personen und haben nur einen Schirm?).
- **Wortfindungsstörungen**
  (das Wort fällt dem Betroffenen einfach nicht flüssig ein), leichtes Stottern, Versuch der Umschreibung, dabei Weitschweifigkeit.
- **Örtliche Orientierungsstörungen**
  Insbesondere in wenig vertrauter Umgebung – Türen werden nicht gefunden, Straßen, Häuser, Bahnhof werden nicht gefunden.
- **Zeitliche Orientierungsstörungen**
  Wochentag, Datum, Uhrzeit sind nicht präsent, kurzfristige Verabredungen werden unmöglich (in einer halben Stunde).
- **Beginnende Inkontinenz**

Diese erste Zeit des frühen Stadiums ist häufig sehr qualvoll für die Betroffenen. Einerseits registrieren sie sehr wohl, dass etwas nicht stimmt, wissen aber nicht genau, was das sein könnte, andererseits möchten sie dies vor ihrer Umwelt verbergen. Manche Betroffenen werden sehr geschickt im Finden von Ausreden und Schuldzuweisungen, im Kompensieren von Erinnerungslücken und Wissensdefiziten sowie in der Aufrechterhaltung bestimmter gesellschaftlicher Konversationstechniken (das Verwenden von Allgemeinplätzen). Früher leichte Aufgaben (eine bestimmte Handarbeit, ein Kochrezept, ein Werkstück) bleiben liegen, Kreuzworträtsel werden »langweilig«, Zeitungen uninteressant, für Kartenspiele ist man zu müde usw.

Wollen andere helfen, wird dies oft mit Abwehr oder Aggressivität beantwortet. Andere Alzheimerkranke reagieren mit gesellschaftlichem Rückzug, der von Depression oder/und tiefer Ratlosigkeit und Verzweiflung begleitet ist.

Die Zeit, die dem ersten Stadium folgt,
gestaltet sich häufig auch extrem quälend für Ehepartner, Familienangehörige und Bezugspersonen. Durch den fortschreitenden Gedächtnisverlust und durch zunehmende Denkschwierigkeiten des Betroffenen können bestimmte Geschehnisse nicht mehr vollständig erfasst und eingeordnet werden. Misstrauen, Panik, Angst können die Folge sein, die wiederum ein Anklammern und ständiges Hinterherlaufen an die nahe Bezugsperson zur Folge haben. Dinge werden versteckt, um sie »in Sicherheit« zu bringen (und nicht wiedergefunden), Gegenstände nicht mehr hergegeben, das große Suchen und Kramen beginnt. Immer die gleichen Fragen werden im Zwei-Minuten-Takt gestellt und immer die gleichen Vorgänge in eben diesem Abstand kontrolliert. Beides dient der Sicherheit des Erkrankten, denn Sicherheit für den Betroffenen gibt es nur für *diesen* Augenblick. Die Bezugsperson selbst ist die einzige Sicherheit, ohne die der Betroffene augenblicklich der allergrößten Angst, Panik und Verzweiflung anheim fällt.

Das mittlere Stadium

Es beginnt in der Regel nach etwa drei Jahren. Die Symptome des ersten Stadiums verstärken sich. Neue Defizite treten hervor und manifestieren sich.

- **Vergesslichkeit**
  Namen selbst vertrauter Personen werden vergessen, gerade zurückliegende Ereignisse (Mittagessen) werden nicht erinnert.
- **Sprache**
  Durch Konfabulieren werden scheinbar Gedächtnislücken überbrückt; Hängenbleiben mitten im Halbsatz. Insbesondere das Sprachverständnis geht zurück; Anweisungen werden zwar gehört, aber nicht mehr verstanden.
- **Orientierung**
  Die eigene Wohnung wird nicht mehr erkannt, vertraute Wege (von der Küche ins Wohnzimmer) werden nicht mehr ge-

funden. Der aktuelle Wochentag, die Tageszeit, die herrschenden Jahreszeiten werden nicht erkannt.

- **Praktische Fähigkeiten**
  Nach anfänglicher motorischer Unruhe und Rastlosigkeit wird der Gang unsicher und kleinschrittig. Der Betroffene wirkt insgesamt ruhiger. Alltagsfähigkeiten wie Körperpflege, An- und Ausziehen, Essen zum Mund führen gehen mehr und mehr verloren.
- **Stuhl- und Harninkontinenz**

Der weitere Verlauf des mittleren Stadiums

ist von zunehmendem Schwinden der gesamten Erinnerungsfähigkeit gekennzeichnet. Damit geht allmählich jede Bedeutung für Sprache und einzelne Worte verloren. Es schwindet nach und nach die Erinnerung an das eigene Leben und die Personen, die darin eine Bedeutung innehatten: an den Ehepartner, die Kinder, die nahestehendsten Familienmitglieder, an die eigene Kindheit und Jugend, die Eltern, den Beruf, an das gesamte Leben. Die eigene Vergangenheit wird vergessen, der Betroffene vergisst, wer er selber ist und wie sein Leben war, seine Ich-Identität schwindet dahin und stirbt letztendlich ganz.

Das dritte oder späte Stadium

Nach ca. sieben Jahren:

- Das Gedächtnis ist komplett zerfallen,
- Gefühle werden nicht mehr geäußert,
- Blickkontakt wird nicht mehr hergestellt,
- alle motorischen Fähigkeiten kommen zum Erliegen,
- die Sprache ist vollends versiegt,
- Nahrung wird nicht mehr erkannt und nicht mehr aufgenommen,
- der Schluckreflex bleibt aus,
- die Abwehr ist geschwächt und es kommt zu Infektionen (Lungenentzündung), die den Tod herbeiführen.

Kurzinfo

- Der Verlauf der Alzheimer-Demenz kann eine Dauer von 6–20 Jahren betragen.
- Bei einigen Betroffenen verläuft die Krankheit in Schüben, die eine stabile Phase nach sich ziehen, andere durchlaufen Schritt für Schritt alle Stadien mit den speziellen Symptomen bis zum Tod.
- Insgesamt gilt die (grobe) Faustregel, je früher der Beginn, desto schneller der Verlauf.
- Betroffen werden kann jeder. Rege geistige Tätigkeit schützt nicht vor Alzheimer.
- Das Auftreten der Alzheimer-Krankheit innerhalb der Familie erhöht die Möglichkeit, selber zu erkranken.
- Eine Heilung der Krankheit ist nicht abzusehen.
- Eine möglichst frühe Diagnose kann den Verlauf der Krankheit durch die Gabe geeigneter Medikamente (zunächst) verzögern und die Lebensqualität besonders während des ersten Stadiums deutlich verbessern.
- Die Diagnose stellt ein Neurologe, wird in der Gedächtnissprechstunde oder in einer Memory-Klinik erstellt.

Hinweis:

Kostenlose Broschüren zur Erstinformation erhalten Sie

- bei den Krankenkassen,
- in einigen neurologischen Arztpraxen (Faltblätter der Pharmaindustrie),
- bei der Alzheimer Gesellschaft, Adresse s. Anhang

Erfahrungen mit einer Memory-Klinik/ Gedächtnissprechstunde

Zu dem Zeitpunkt, als ich endgültige Klarheit über die Krankheit meiner Frau haben wollte, war ich noch voll berufstätig. Ich musste mir für jeden Arzttermin freinehmen. Die langen Wartezeiten überall, die verschiedenen Ärzte, wiederholte Termine, nur um Befundberichte der Fachärzte beim Allgemeinarzt erklärt zu bekommen, und das mit meiner demenzkranken Frau, waren der reine Stress. Und letztlich war ich dennoch absolut unvollständig informiert über das, was auf meine Frau und auch mich zukommen würde.

In einer Selbsthilfegruppe für pflegende Angehörige erfuhr ich, dass es in der nahe gelegenen Uni-Klinik eine so genannte Gedächtnissprechstunde gibt, wo andere pflegende Angehörige sehr gute Erfahrungen gemacht hatten.

Ich rief dort an und erhielt einen Termin, der bereits einige Tage später war. Die dortige Wartezeit war weniger als eine halbe Stunde, im Gegensatz zu den niedergelassenen Fachärzten, wo man – trotz Terminvergabe im 10-Minuten-Takt – dann doch 2–3 Stunden warten muss. (Wer das mit seinem demenzerkrankten Angehörigen schon mehrfach erlebt hat, weiß, wie extrem anstrengend das Warten für beide werden kann.) Meine Frau bekam eine Überweisung vom Haus-/Allgemeinarzt. Das hatte dann den Vorteil, dass der Hausarzt auch alle Befundberichte erhielt, ebenso den Bescheid über die verordneten Medikamente.

Die Untersuchungen erfolgten ambulant, fanden alle im selben Haus statt und waren innerhalb von zwei Tagen abgeschlossen. Die (pflegenden) Angehörigen bzw. engsten Bezugspersonen sind bei allen Untersuchungen, Beratungen, Gesprächen in einer Memory-Klinik/Gedächtnissprechstunde mit beteiligt. Es geht ja auch gar nicht anders. Der Erkrankte kann ja meist nicht mehr selbst fahren oder ist schon orientierungslos, würde die Memory-Klinik gar nicht finden. Und selbst die einfachen Anmeldeformalitäten und die Fremdanamnese wären nicht durchführbar. Die Ärzte wollen sich ja ein Bild von der Vorgeschichte machen können, was nur geht, wenn der Angehörige mitkommt und dabeibleibt.

Das Konzept dieser Einrichtungen ist m. E. überzeugend. Ich kann das auch für andere Betroffene sagen. Ich habe dort nur beste Erfahrungen gemacht im Gegensatz zu niedergelassenen Neurologen/Psychiatern. Die Bemühungen eines niedergelassenen Facharztes können das einfach nicht leisten, was in einer Memory-Klinik/Gedächtnissprechstunde mit allen Unterabteilungen angeboten wird.

Ich kann nur jedem raten, der eine Erstuntersuchung/-diagnose durchführen lassen will, zu einer Memory-Klinik/Gedächtnissprechstunde zu gehen. Je eher dies geschieht, umso bessere Möglichkeiten gibt es, den Verlauf der Gedächtnisstörung mit modernen Medikamenten zu beeinflussen (zu verzögern).

Info: Memory-Klinik

Weitere Bezeichnungen:

- Gedächtnissprechstunde
- Gedächtnisambulanz
- Gedächtniszentrum
- Gedächtnis- und Seniorensprechstunde
- Demenzzentrum
- Demenzsprechstunde
- Memory-Sprechstunde
- Memory-Praxis
- Alzheimersprechstunde

Was ist eine Memory-Klinik?

In einer Memory-Klinik oder Gedächtnissprechstunde werden von einem Team aus Psychiatern und anderen Fachärzten, Psychologen und Sozialarbeitern Untersuchungen zum Ausschluss bzw. zur Bestätigung von Hirnfunktionsstörungen durchgeführt. Daraus werden Behandlungsansätze und Empfehlungen für Patienten und Angehörige abgeleitet.

Die Memory-Klinik umfasst folgende Leistungen:

1. Multidisziplinäre Diagnostik – unterschiedliche Fachrichtungen mit den jeweiligen Untersuchungen (körperliche, psychiatrische, Blutuntersuchungen, EEG, EKG usw.), um zu einer gültigen Diagnose zu gelangen.
2. Unterschiedliche Gedächtnistests.
3. Unterschiedliche Tests anderer intellektueller Leistungen (Konzentration, Sprache, Verstehen von Handlungsabläufen, Orientierung usw.).
4. Beratungsgespräch mit Betroffenem und Angehörigem darüber, wie sie mit den Einschränkungen im Alltag umgehen können.
5. Empfehlungen über Gedächtnistraining und Gehirnjogging.
6. Einbeziehung Angehöriger.
7. Ausführlicher Befundbericht für den Hausarzt und andere Ärzte, die an der Weiterbehandlung beteiligt sind.

Vorteile einer Memory-Klinik:

- Multi-/Interdisziplinäre Diagnostik, d. h., alle notwendigen Untersuchungen können in derselben Klinik gemacht werden. Die Koordination mit den Terminen anderer Fachbereiche erfolgt von dort und es sind keine lange Wege/Wartezeiten erforderlich. (Bei niedergelassenen Fachärzten Neurologe/Psychiater sind monatelange Wartezeiten in Kauf zu nehmen, es kann dort auch nur eine eingeschränkte Diagnostik erfolgen. Weitere Überweisungen zu z. B. psychologischen Tests und zu einem MRT des Kopfes [bildgebendes Verfahren zur Darstellung von Strukturen im Inneren des Körpers] sind die Regel.)

- Bessere Verschreibungspraxis der hochpreisigen Antidementiva (Medikamente speziell für Demenzkranke).
- Tiefgehende, gründliche und umfassende Beratung über alle sozialen Belange, weiterführende Hilfen, Selbsthilfegruppen, rechtliche Belange wie z. B. Schwerbehindertenausweis, Pflegedienste, Hilfsmittel, Betreuung usw. usw. (das kann kein niedergelassener Fach- oder Allgemeinarzt leisten).

Wie finde ich eine Memory-Klinik/ Gedächtnissprechstunde

Die Memory-Kliniken gehören in den allermeisten Fällen zu einer Uni-Klinik für Neurologie/Psychiatrie oder einer Poliklinik und sind dort auch angesiedelt. Adressen/Telefonnummern sind somit in jedem Telefonbuch zu finden.

Im Zweifelsfall helfen die regionalen Verbände der Deutschen Alzheimergesellschaft, eine Selbsthilfegruppe oder der Hausarzt.

Es ist eher unwahrscheinlich, dass ein niedergelassener Facharzt für Neurologie/Psychiatrie diesbezüglich weiterhilft.

Ulrich K. Ellwart

Links:

www.medizin.uni-tuebingen.de/pages/ukpp/cgi-bin/contray/contray.cgi? DATA=& …

www.memory-praxis.de/index2.htm

2 »Am Anfang wähnt man sich mit dem Problem allein auf der Welt«

Klaus P., 43, mit Vater, 76, Diagnose: Alzheimer vor sieben Jahren

»Alzheimer« war mir immer nur bekannt aus Witzen, wenn man etwas nicht sofort parat hat oder dass es schön ist, jeden Tag neue Menschen kennen zu lernen. Deswegen war die Diagnose, die vor etwas sieben Jahren bei meinem Vater gestellt wurde, für mich im ersten Moment noch nicht so schlimm. Wir konnten uns bis dahin unter dieser Krankheit nichts vorstellen und wussten auch nicht, wohin sie letztendlich führt.

Nachdem die Diagnose gestellt war, haben wir natürlich besonders darauf geachtet und in gemeinsamen Gesprächen versucht herauszufinden, wann die Krankheit begonnen hat und wodurch sie möglicherweise ausgelöst worden sein konnte.

Wir sind zu keinem Ergebnis gekommen. Mein Vater war ein Mensch, mit dem man kaum Streit bekommen konnte. Er war in allen Bereichen auf Harmonie bedacht und konnte nicht vertragen, wenn zu Hause oder beruflich irgendwo »dicke Luft« war. Wenn es Streit gab, versuchte er zu vermitteln. Und in der Familie kümmerte er sich um alles. Er erledigte alle Formalitäten. Mutter musste sich um nichts kümmern.

Sein größtes Hobby war, Haus und Garten in Ordnung zu halten. Am liebsten sorgte er allein für Ordnung am, im und um das Haus und erledigte alle kleineren Arbeiten. Dazu hatte er sich im Keller einen Werkzeugraum eingerichtet, in dem er gut durchdachte Ordnung hielt. Er war sein ganzes Leben lang ein Mann, der vielseitig interessiert war. Er hat viel gelesen, hat sich für Politik interessiert, hat Schachaufgaben gelöst. Es war für uns nicht nachvollziehbar, dass er, der sein ganzes Leben seinen Geist trainiert hatte, auf einmal an einer Hirnleistungsstörung leiden sollte.

Am Anfang hat er Gesprächen noch folgen und einfache Fragen mit ja oder nein beantworten können. Vielfach sagten Menschen, die ihn nicht so oft sahen, dass es nicht auffallen würde, da er sein freundliches Wesen behalten hätte. Denn er war weiterhin zu allen Menschen freundlich, grüßte viele Menschen, die er meinte zu kennen, oder sprach mit allen Leuten. In den Gesprächen versuchte er, mit Allgemeinplätzen seinen Beitrag zu leisten. Die Sätze wurden nicht zu Ende geführt, aber man konnte dennoch den Eindruck gewinnen, als ob er das Gespräch verstanden hätte.

Erklärungsversuche von uns, wenn wir merkten, dass er etwas völlig falsch in Erinnerung hatte, hat er jedoch nicht immer akzeptiert oder verstanden. Dies führte anfangs zu Auseinandersetzungen, da wir, d. h. hauptsächlich Mutter und ich, nicht verstehen konnten, dass ihm so »einfache« Tatsachen nicht mehr präsent waren. Wir haben dann versucht, auf ihn einzureden und es ihm verständlich zu machen, ohne zu begreifen, dass wir ihn nicht mehr erreichen und es durch laute Worte oder Streit nur noch schlimmer für uns alle machten.

Anfangs habe ich ihn bei einfachen Fahrten, um z. B. die Büropost aus der weiter entfernten Nachbarstadt abzuholen, immer mitgenommen. Er freute sich, wenn er mit mir Auto fahren konnte. Das Fahrzeug hatte ich bereits seit mehreren Jahren. Er fragte mich allerdings mehrfach, ob es mein Auto sei und wie stark es wäre.

Er hatte auch sehr viel Spaß, mich auf anderen und weiteren Fahrten zu begleiten. Auf einer der Fahrten habe ich ihn gefragt, ob er wisse, was ich beruflich mache. Er antwortete, ich führe so hin und her. Meinen Beruf, auf den er so stolz gewesen war, wusste er nicht. Er kannte auch den ganzen Beruf (ein alteingesessener Berufsstand) nicht, selbst als ich es ihm erklärt hatte.

Etwa zur gleichen Zeit wurde bei meiner Schwiegermutter ein Krebsgeschwür festgestellt. Es fing an mit einem Krankenhausaufenthalt und wurde mit einer ambulanten Therapie fortgesetzt. Ich hatte die Zeit und Möglichkeit, sie zu den Behandlungsterminen zu fahren und abzuholen. Auch auf diesen Fahrten habe ich meinen Vater ständig mitgenommen. Mit fortschreitender Krankheit der Schwiegermutter war die gesamte Familie sehr stark belastet. Sie ist Anfang des darauf folgenden Jahres verstorben.

Ich habe oft überlegt, welche Krankheit schlimmer ist bzw. war. Vater ist körperlich noch einigermaßen fit. Bei meiner Schwiegermutter war es umgekehrt. Bei ihr war der Kopf klar und sie verstand bis zuletzt alles. Ich bin zu keinem Ergebnis gekommen.

Schon während der Krebserkrankung der Schwiegermutter hatte ich damit begonnen, mich intensiver mit der Krankheit meines Vaters zu beschäftigen. Doch Informationen zu bekommen erwies sich zunächst als schwierig, so, als ob man auf eine Mauer des Schweigens stieß. Öffentlich über Alzheimer gesprochen wurde nicht. Es hatte etwas Peinliches, als wäre es eine Schande, darüber zu sprechen. Erst im Laufe der Behandlung durch den Neurologen und durch Gespräche innerhalb des Bekanntenkreises und der Verwandtschaft stellte sich heraus, dass auch andere Menschen von der Krankheit betroffen sind. Man wähnt sich am Anfang ja allein auf der Welt mit diesem Problem. Sobald man jedoch bereit ist, darüber zu sprechen, stellt man fest, dass es viele Betroffene gibt, die sich aus Scham oder anderen Beweggründen nicht erklären, die aber vielfach die gleichen Entwicklungen mitgemacht haben und die vor den gleichen Problemen gestanden haben wie wir.

So stellte sich heraus, dass ein Bekannter meiner Eltern und des Onkels meiner Frau ebenfalls betroffen war. Er pflegte seine Frau bereits seit mehreren Jahren. Diesen Mann habe ich nach Rücksprache mit meiner Mutter angerufen und zu einem Gespräch eingeladen. Dieses Gespräch war auf der einen Seite sehr schockierend, aber auch sehr aufschlussreich.

Die Ehefrau war nicht mehr in der Lage, ein Wort zu sprechen. Sie brabbelte wie ein Kleinkind. Man konnte allenfalls ihre Stimmung erkennen.

Dies war natürlich ein Schock für uns und wir hatten zum ersten Mal einen Eindruck, was da alles noch auf uns zukommen könnte.

Auf der anderen Seite konnten wir viel von diesem Mann lernen. Er brachte uns einer Alzheimer-Gruppe in H. näher. Dort werden Gesprächskreise für pflegende Angehörige (s. S. 96 ff.) und Nachmittage für die Pflegenden und die Kranken durchgeführt. Ich habe einige Male an den Gesprächskreisen teilgenommen und habe dort die Erfahrung gemacht, dass wir mit unseren Problemen nicht allein sind. Mir ist dort auch bewusst geworden, dass es nicht sinnvoll ist, mit der Diagnose Freunden und Bekannten und besonders auch Nachbarn gegenüber hinter dem Berg zu halten. Mein Vater hat die Krankheit, wir können es nicht ändern und es ist für mich selbstverständlich, dass ich ihn und meine Mutter unterstütze, so gut es geht. Dies bin ich ihm schuldig. Ich weiß auch, dass er ebenso für mich gehandelt hätte.

Mit zunehmendem Fortschreiten der Krankheit haben sich einige der Bekannten von früher abgekehrt. Sie wissen nicht mehr, wie sie mit meinem Vater umgehen sollen, da kein Gespräch oder Ausflug mehr möglich ist.

Früher waren regelmäßige Besuche und gemeinsame Ausflüge mit Bekannten an der Tagesordnung. Jetzt ist dies reduziert auf nahezu null. Von Zeit zu Zeit fahre ich mit beiden Eltern ein wenig spazieren. Dies war früher für meinen Vater interessant, heute ist es ihm egal. Der Vorteil liegt eher bei meiner Mutter, da sie darin eine Abwechslung hat und auch dazu kommt, die Wohnung zu verlassen und etwas anderes zu sehen.

Für mich war und ist es schwierig, die Veränderung meines Vaters zu erleben. Er war ein großes Vorbild in vielen Bereichen. Seine ausgleichende, auf Friedfertigkeit bedachte Art habe ich immer hoch eingeschätzt. Ich konnte ihn zu vielen Sachen fragen und er konnte mir Ratschläge geben. Es fällt schwer, zu verstehen, wie ein solcher Mensch verfallen kann, und zu verstehen, wieso gerade er dieses Schicksal erleiden muss, der nie anderen Menschen Böses wollte.

Es ist auch schwierig, zu verstehen, dass er auf Fragen, die ich ihm gestellt habe, ab einem gewissen Zeitpunkt nicht mehr sinnvoll antworten konnte. Dadurch haben sich unsere Rollen in der Familie geändert und inzwischen bin ich trotz der Präsenz seines Körpers derjenige, der die Entscheidungen treffen muss. Das ist ein Punkt, der deswegen schwierig ist, weil er ja eigentlich noch da ist und auf gewisse Weise trotzdem nicht da ist. Denn es kommen wenige Regungen nach außen, er ist sehr in sich gekehrt.

Und dann stellt sich immer wieder die Frage, kann er mich wirklich nicht verstehen, weiß er nicht, wovon ich rede, oder ist er in seinem Unterbewusstsein doch noch da? Aber wie es in diesem Menschen wirklich aussieht, was er realisiert, diese Frage wird uns wohl nie jemand beantworten können.

Gleichzeitig mit dem Fortschreiten der Krankheit und dem erhöhten Pflegebedarf (s. S. 39) haben wir uns dann natürlich auch Gedanken darüber gemacht, wie die notwendige Pflege sichergestellt werden konnte. Zunächst der Aufenthalt einmal pro Woche in der Tagespflege (s. S. 122 f.), inzwischen zweimal täglich der Besuch eines Pflegedienstes (s. S. 75), da wir die Pflege selbst nicht gelernt haben und auch nicht leisten können.

Aber das kostet alles Geld. Daher haben wir bei der Krankenversicherung einen Antrag auf eine Pflegestufe (s. S. 38 ff.) gestellt.

Wir hatten hier bereits Erfahrungen gesammelt aus der Krankengeschichte der Schwiegermutter. Da die Zuerkennung der Pflegestufe bei ihr recht mühsam war, hatten wir keine große Hoffnung. Der Untersuchungstermin durch den medizinischen Dienst (s. S. 39 ff.) gestaltete sich relativ harmlos. Mein Vater war freundlich wie immer, konnte aber nicht alle Fragen beantworten.

Nach einigen Wochen erhielten wir den Bescheid, dass die Pflegestufe 2 festgesetzt worden war. Hätten wir von Anfang an gewusst, wie bedeutsam es ist, den Antrag auf Pflegegeld so frühzeitig wie möglich zu stellen, hätten wir darüber hinaus gewusst, dass bereits das Datum der auch telefonischen Antragstellung als rückwirkender Zahlungstermin gilt, dann wäre uns damals schon die Pflegestufe 1 bewilligt worden.

Nach dieser Erkenntnis haben wir uns sehr schnell klüger gemacht und herausgefunden, dass es zahlreiche weitere Möglichkeiten gibt, entweder von der Krankenkasse oder der Pflegeversicherung Zuzahlungen zu bestimmten Leistungen zu erhalten. Es gibt einen Zuschuss zur Verhinderungspflege (s. S. 123), Zuschüsse zu Windeln und weitere Leistungen, für die die Krankenkasse keinerlei Werbung macht und die Zahlungen nur bei beharrlichem Verlangen leistet.

Wir haben mittlerweile unser gesamtes Leben so eingerichtet, dass – auch durch die Zuwendungen der Pflegeversicherung – die notwendige Pflege sichergestellt und eine gute, liebevolle, Rund-um-die-Uhr-Betreuung, vornehmlich von meiner Mutter und mir, unterstützt von Fachkräften, die ins Haus kommen, jederzeit gewährleistet ist. Und doch hat das Fortschreiten der Krankheit die ganze Familie auf harte Bewährungsproben gestellt.

Es mag sich für Außenstehende roh und herzlos anhören, aber ich denke, dass die Anspannung geringer wird, wenn mein Vater komplett bettlägerig wird. Dann wird die jetzt noch notwendige Beaufsichtigung nicht mehr in dem Maße erforderlich, wie dies derzeit der Fall ist.

Das bedeutet keinesfalls, dass ich diesen Zeitpunkt herbeisehne, allerdings haben wir durch die vielen Gespräche, die wir geführt haben, herausgefunden, dass der Krankheitsverlauf unweigerlich in diese Richtung deutet.

Doch wenn mein Vater heute abends im Bett liegt und er schlafen soll, er uns dann liebevoll anschaut und meine Hand hält und eine gute Nacht wünscht, er mich damit zu Tränen rührt, dann liegt mir das unendlich fern.

Info: Die Pflegeversicherung

Die meisten Angehörigen sind zunächst einmal in gewissem Sinne erleichtert, wenn ihnen und dem schon seit langer Zeit »irgendwie« veränderten Familienmitglied die offizielle Diagnose »Alzheimer« oder »Demenz« oder »demenzielles Syndrom« genannt wird. Man weiß nun, dass es sich um eine Krankheit handelt. Um eine Krankheit, in deren Verlauf der Betroffene immer mehr Hilfe brauchen wird. Diese Hilfe sind sie vielleicht bereit zu leisten, doch alleine schaffen sie das kaum. Und Hilfe von außen ist teuer.

Nach dem Pflegeversicherungsgesetz (SGB XI) soll jeder, der pflegebedürftig ist und Hilfe braucht, diese auch bekommen. Wer als pflegebedürftig (im Sinne des Gesetzes) zu bezeichnen ist und in welchem Umfang dieser Person Hilfe zuerkannt wird, bestimmt ebenfalls dieses Gesetz.

Pflegebedürftigkeit

Pflegebedürftig im Sinne des SGB XI sind Personen, die
- wegen einer körperlichen, geistigen oder seelischen Krankheit oder Behinderung
- für die *gewöhnlichen und regelmäßig wiederkehrenden Verrichtungen* im Ablauf des täglichen Lebens
- auf Dauer, voraussichtlich für mindestens sechs Monate
- in erheblichem oder höherem Maße der Hilfe bedürfen.

Immer, wenn Sie mit dem Pflegeversicherungsgesetz in Berührung kommen, werden Ihnen die *»gewöhnlichen und regelmäßig wiederkehrenden Verrichtungen des täglichen Lebens«* begegnen. Deshalb ist es gut, bereits im Vorhinein zu wissen, was damit gemeint ist:

- **Körperpflege** (Waschen, Duschen, Baden, Zahnpflege, Kämmen, Rasieren, Darm- und Blasenentleerung)
- **Ernährung** (mundgerechtes Zubereiten oder Aufnahme der Nahrung)
- **Mobilität** (selbstständiges Aufstehen/Zubettgehen, An-/Auskleiden, Gehen, Stehen, Treppensteigen, Verlassen/Wiederaufsuchen der Wohnung)
- **Hauswirtschaftliche Versorgung** (Einkaufen, Kochen, Reinigen der Wohnung, Spülen, Wechseln/Waschen der Wäsche, Heizen der Wohnung)

»Hilfe« im Sinne dieses Gesetzes besteht, wenn Sie Ihren demenzerkrankten Angehörigen bei den *»gewöhnlichen und regelmäßig wiederkehrenden Verrichtungen des täglichen Lebens«*

- unterstützen oder
- diese ganz übernehmen.

Weiterer Hilfebedarf kann auch bestehen bei der

- Beaufsichtigung oder
- Anleitung mit dem Ziel, dass der Pflegebedürftige die »Verrichtungen« eigenständig übernehmen kann (Sie sitzen neben dem Pflegebedürftigen und leiten ihn im Laufe der Mahlzeit an, das Brot zum Mund zu führen – anstatt ihm selber das Essen anzureichen).

Wenn die Diagnose gestellt und damit »amtlich« ist, sollten sie unbedingt einen Antrag auf Leistungen aus der Pflegeversicherung stellen. Die Pflegekasse ist nämlich dann zur Zahlung verpflichtet, wenn Sie bei der Unterstützung Ihres demenzerkrankten Angehörigen pro Tag auf mehr als 90 Minuten Hilfe kommen, wovon mindestens 45 Minuten auf Körperpflege, Ernährung und Mobilität entfallen.

Dabei gilt: Um eine einheitliche Grundlage dafür zu haben, wie viel Zeit für welche Tätigkeit benötigt wird, haben sich die Pflegekassen auf sog. *Zeitkorridore* geeinigt. Diese besagen, dass z. B. für die Ganzkörperwäsche 20–25 Minuten Pflegezeit »anerkannt« werden, für das Duschen 15–20 Minuten, für das Ankleiden 8–10 Minuten. Nicht berücksichtigt wird, wie lange Sie tatsächlich brauchen. Vermutlich werden Sie länger brauchen, denn diese Zeitkorridore gehen von einer vollständigen Übernahme einer Pflegeverrichtung aus (Sie übernehmen alles für den Pflegebedürftigen und waschen ihn selbst).

Für Demenzkranke werden höhere Zeitwerte veranschlagt, wenn

- Sie Ihren pflegebedürftigen Angehörigen *anleiten* (z. B. ihm jeden einzelnen Schritt beim eigenständigen Waschen vorsagen),
- *beaufsichtigen* (z. B. beim Essen daneben sitzen bleiben),
- der Pflegebedürftige mehr als 80 Kilogramm wiegt,
- Kontrakturen und Steifheit großer Gelenke vorliegt,
- unkontrollierte Bewegungen erfolgen,
- er Abwehrverhalten zeigt,
- Hören und Sehen stark eingeschränkt sind,
- die räumlichen Verhältnisse (z. B. sehr enges Bad) behindernd sind,
- zeitaufwändige Hilfsmittel (z. B. Hebelifter) eingesetzt werden,
- andere besondere Behinderungen oder Einschränkungen vorliegen.

Vermutlich sind Sie nach und nach in die Pflegesituation hineingerutscht und der Pflege- und Betreuungsaufwand wurde allmählich immer größer, ohne dass Ihnen dies bewusst war. Wenn Sie nun die Zeit, die Sie zur Unterstützung Ihres Angehörigen aufwenden, auch nur flüchtig überschlagen, dann erfüllen

Sie leicht die zeitlichen Vorgaben (Zeitkorridore) der Pflegeversicherung. Doch um Leistungen beziehen zu können, müssen sie zunächst einen Antrag stellen.

Die Antragstellung

1. Den Antrag auf Leistungen aus der Pflegeversicherung können Sie
   - formlos schriftlich oder
   - telefonisch

   über die Krankenkasse des Pflegebedürftigen stellen.
   Da Pflegegeld ggf. *vom Tag der Antragstellung an* gezahlt wird, ist es wichtig, dass Sie im Schreiben das Datum vermerken bzw. beim Anruf darauf verweisen, dass auch das Datum des Anrufs zu der Antragstellung aufgenommen wird. Rückversichern Sie sich ein paar Tage nach der telefonischen Antragstellung, ob dieser auch tatsächlich vermerkt wurde.
2. Die Pflegekasse schickt Ihnen nun ein Antragsformular zu.
3. Füllen Sie den Antrag aus und senden Sie diesen an die Pflegekasse zurück.
4. Einige Pflegekassen schicken Ihnen zusammen mit dem Antrag einen Vordruck eines *Pflegetagebuchs*. Sollte dies bei Ihnen nicht der Fall sein, dann legen Sie sich selbst ein Pflegetagebuch an. Führen Sie dieses über mindestens eine Woche, besser sind 3–4 Wochen. Verzeichnen Sie darin übersichtlich alle Tätigkeiten und die dafür benötigte Zeit in Minuten, die Sie zur Pflege und Unterstützung des Angehörigen benötigen. Beginnen Sie mit dem morgendlichen Aufstehen und schließen Sie, wenn erforderlich, mit dem nächtlichen Wäschewechsel z. B. bei Inkontinenz. Vermerken Sie weiterhin ausdrücklich jeweils den zeitlichen Aufwand für Anleitung und Beaufsichtigung von *Verrichtungen* in den Bereichen Körperpflege, Ernährung und Mobilität. Das Pflegetagebuch soll Ihnen (und dem Gutachter) helfen, einen Überblick über

Ihre täglichen Pflegetätigkeiten und die dafür benötigte Zeit zu gewinnen. Es dient Ihnen auch als wichtige Unterlage, falls Sie in Widerspruch gehen müssen. Fertigen Sie für den Gutachter eine Kopie des Pflegetagebuches an, die er als Anlage in das Gutachten aufnehmen kann.

5. Die Pflegekasse beauftragt den Medizinischen Dienst der Krankenversicherungen (MDK). In der Regel ist es ein Arzt, der nach vorheriger telefonischer Absprache zu einem Hausbesuch kommt. Er soll das Ausmaß der Pflegebedürftigkeit einschätzen.

Der Besuch des Gutachters

An dieser Stelle beginnt für die meisten pflegenden Angehörigen das Unbehagen. Viele Unwägbarkeiten könnten das Unternehmen »Pflegegeld« gefährden. Wird der Pflegebedürftige ausgerechnet heute seinen besten Tag haben und behaupten, er könne doch alles? Wird der Gutachter wohl gesonnen sein? Viel steht auf dem Spiel.

Gehen Sie mit positiven Erwartungen und selbstbewusst in diese Begegnung. Seien Sie sich darüber im Klaren, dass Sie nicht um ein Almosen bitten, zu dessen Erhalt Sie bestimmte Bedingungen zu erfüllen hätten! Denn: Auf die Leistungen aus der Pflegeversicherung besteht ein Rechtsanspruch, der auch für Ihren Angehörigen gilt.

Der Gutachter »prüft« nicht Sie, sondern macht sich ein Bild und gibt eine Einschätzung zum Pflege*bedarf* des Erkrankten. Um diesen Pflegebedarf so wirklichkeitsnah wie möglich einschätzen zu können, sind einige (wenige) Gutachter des MDK speziell in der Pflegebedarfseinschätzung Demenzerkrankter geschult. Erfahrene Gutachter wissen auch, dass Demenzkranke gerade in besonderen Situationen zu Hochform auflaufen können.

Zu Ihrer eigenen Sicherheit können Sie sich auch auf den Besuch vorbereiten:

- Es hat sich bewährt, bereits im Vorfeld zu erfragen, wer den Besuch durchführen wird. Erscheint Ihnen der Genannte nicht geeignet (weil z. B. aus einer anderen Fachrichtung kommend), dann können Sie darauf bestehen, einen geeigneten Gutachter zu bekommen, denn Sie haben ein Recht auf fachgerechte Beurteilung. Doch hier ist Diplomatie gefragt. Die Krankenkassen lassen sich ungern in ihre Angelegenheiten reinreden. So werden Sie voraussichtlich auf die verpflichtete Neutralität des Gutachters hingewiesen, welche ja durch vorgegebene Fragen und Standards ohnehin nicht zu beeinflussen sei.
- Bitten Sie um ein klärendes Gespräch mit dem betreffenden Mitarbeiter des MDK *vor* dem eigentlichen Termin. Dadurch kann sich auch der Gutachter auf die Situation einstellen. Er ist dann bereits über die Demenzerkrankung Ihres Angehörigen im Bilde und kann ihm so peinliche und aggressions- oder depressionsauslösende Fragen ersparen.
- Der Gutachter muss sich dort ein Bild von der Situation machen, wo der Pflegebedürftige gepflegt wird und sich aufhält. Das muss der Haushalt sein, in dem er *jetzt* lebt.
- Legen Sie alle Dokumente, Arztbriefe, Krankenhausberichte etc., die über den Krankheitsverlauf und die Pflegebedürftigkeit Ihres Angehörigen Auskunft geben, bereit. Auch das Pflegetagebuch darf nicht fehlen.
- Fragen, die der Gutachter an Ihren demenzerkrankten Angehörigen direkt richtet, werden von diesem aus unterschiedlichen Gründen oft viel positiver beantwortet (z. B. Fragen nach selbstständiger Versorgung, Inkontinenz). Dort sollten Sie unbedingt intervenieren und korrigieren. Der Verweis auf das Pflegetagebuch sowie die Anwesenheit einer weiteren Pflegeperson, evtl. auch ein Nachgespräch ohne Ihren pflegebedürftigen Angehörigen (um ihm Peinlichkeit und Scham zu ersparen), können klärend wirken.

- Auch der Gutachter des MDK hat wenig Zeit (20 bis 40 Minuten). Er wird sich nicht vor Ort in aller Ruhe sämtliche bereitgelegten Dokumente und Ihr sorgfältig geführtes Pflegetagebuch anschauen, um sich ein Bild zu machen. Es gibt noch zusätzliche Kriterien, die zur Einschätzung des Pflegebedarfes herangezogen werden können. Deshalb richten Sie sich vorsorglich gedanklich auf die folgenden Fragen ein. Sie können dem Begutachter wichtige Schlüsse für die Einstufung in die richtige Pflegestufe liefern.
  - Kann der Pflegebedürftige angemessen auf äußere Bedingungen reagieren (z. B. die richtige Kleidung wählen, den Schirm aufspannen, wenn es regnet)?
  - Sind seine Orientierungs- und Entscheidungsfähigkeit intakt? Kann er für eigene Sicherheit sorgen? (Kann er sich sicher auf der Straße bewegen, nimmt er im Haus Treppenstufen wahr? Kann er für die regelmäßige und richtige Einnahme seiner Medikamente Sorge tragen?)
  - Kann er sich bewegen (in der Wohnung/auf der Straße gehen), sich im Bett drehen? Kann er sich sauber halten und kleiden?
  - Kann er sich selbst ernähren?
  - Kann er sich beschäftigen und den Tag gestalten, die Zeit sinnvoll nutzen?
  - Kann er kommunizieren? (Kann er sich zielgerichtet verständlich machen, kann er an ihn Gerichtetes richtig deuten?)
  - Hat er einen geregelten Schlaf-wach-Rhythmus? (Tag-Nacht-Rhythmus!)
  - Kann er soziale Kontakte aufnehmen und aufrechterhalten?

Die Beantwortung dieser Fragen kann dem Gutachter behilflich sein, den Umfang des notwendigen Pflegebedarfs und damit die Pflegestufe (*Stufe der Pflegebedürftigkeit*) festzulegen.

Pflegestufen

Pflegestufe I
Der Pflegezeitaufwand muss mindestens 90 Minuten betragen; hierbei müssen auf die Grundpflege (Körperpflege, Ernährung, Mobilität) mehr als 45 Minuten entfallen.

Pflegestufe II
Der Pflegeaufwand muss mindestens drei Stunden betragen; auf die Grundpflege müssen mindestens zwei Stunden entfallen.

Pflegestufe III
Der Pflegeaufwand muss mindestens fünf Stunden betragen; hierbei entfallen auf die Grundpflege mindestens vier Stunden.

Auch hierbei gilt: Nicht die tatsächliche Pflegezeit wird berücksichtigt, sondern die nach dem vorgegebenen Zeitkorridor.

Der Gutachter wird Ihnen nicht bereits zu Hause das Ergebnis seiner Einschätzung mitteilen, sondern dieses an die Pflegekasse leiten. Eine Stellungnahme wird sich auch darauf beziehen, ob die von Ihnen gewählte Form der Leistung (Geldleistung, Sachleistung oder Kombination von beidem) vertretbar ist. Der Pflegebedürftige selbst erhält automatisch den Bescheid über das Ergebnis der Einstufung von der Pflegekasse sowie über die bewilligte Leistung.

Geldleistung
Pflegegeld wird bezahlt, wenn der Pflegebedürftige von Angehörigen oder anderen privaten Personen zu Hause gepflegt wird.

Sachleistungen
werden dann bezahlt, wenn die Pflege durch berufsmäßige Pflegekräfte (z. B. Pflegedienst) zu Hause durchgeführt wird.

Kombination: Pflegegeld und Sachleistungen
Wenn der Pflegebedürftige die Hilfe eines Pflegedienstes in An-

spruch nimmt und zusätzlich noch von Angehörigen versorgt wird, dann werden Sachleistungen (für den Pflegedienst) und prozentual je nach Pflegestufe Pflegegeld gezahlt.

Stationäre Pflege

wird für entsprechende stationäre Pflege im Pflegeheim geleistet.

Die Leistungen betragen: (Stand Januar 2006)

Pflegestufe I:	205,– € Pflegegeld, 384,– € Sachleistung, 1.023,– € stationär
Pflegestufe II:	410,– € Pflegegeld, 921,– € Sachleistung, 1.279,– € stationär
Pflegestufe III:	665,– € Pflegegeld, 1.918,– € Sachleistung, 1.432,– € stationär

Falls Sie nach Erhalt des Bescheides der Meinung sind, der Gutachter habe Ihre und die Situation des Pflegebedürftigen nicht zutreffend eingeschätzt, so besteht die Möglichkeit, einen Widerspruch einzulegen. Dies ist häufig mit viel Ärger und Aufwand verbunden und die Bearbeitung dauert in der Regel 3–6 Monate.

Tipp:

Stressärmer und schneller kommen Sie zum Ziel, wenn Sie anstatt eines Widerspruchs einen »Verschlechterungszustand« anmelden, somit einen »Verschlechterungsantrag« stellen und um erneute Begutachtung bitten. Dieser Antrag kann zunächst formlos, aber in jedem Falle schriftlich erfolgen. Wenden Sie sich dennoch unbedingt an eine fachliche Beratung. Die Deutsche Alzheimer Gesellschaft (Adresse s. Anhang) verfügt über Adressen von Beratungsmöglichkeiten zu Fragen und Problemen hinsichtlich der Pflegeversicherung in jeder Region.

Literatur:

Schriftenreihe der Deutschen Alzheimer Gesellschaft e.V.
»Leitfaden zur Pflegeversicherung«
kann bei der Deutschen Alzheimer Gesellschaft bestellt werden (Adresse s. Anhang).

Links:
Zu Pflegeversicherung:
www.medizinfo.de/pflege/versicherung/start.shtml
zu Pflegetagebuch:
www.diakoniestation-kreuztal.de/pdf/pflegetagebuch.pdf
www.kkh.de/download/pflegetagebuch.pdf
www.medizinfo.de/pflege/versicherung/gutachten.shtml
zu Zeitkorridore:
www.pflegestufe.info/pflege/pflegebedarf.html
www.tk-online.de/centaurus/generator/tk-online.de/dossiers/pflegeversicherung/050__hilfebedarf/020-koerperpflege/dos-hilfebed-koerperpflege.html

Info: Schwerbehindertenausweis

Wer schwerbehindert ist, ist gegenüber einem gesunden Menschen in vielen Bereichen benachteiligt. Benachteiligte Menschen erhalten mittels des Schwerbehindertenausweises das Recht, bestimmte Nachteile auszugleichen und bestimmte Leistungen in Anspruch zu nehmen. Diese sind je nach Grad der Schwerbehinderung:

- Steuerliche Erleichterungen,
- Vergünstigungen im Personen-, Nah- und Fernverkehr,
- Vergünstigungen im Wohnen,
- Schutz durch das Schwerbehindertengesetz.

Die Pflege und Betreuung des Erkrankten werden im Laufe der Zeit noch sehr, sehr viel Geld kosten. Deswegen scheuen Sie sich nicht, für Ihren demenzerkrankten Angehörigen einen Schwerbehindertenausweis zu beantragen, denn der Status einer anerkannten Schwerbehinderung sichert ihm einige Vergünstigungen. In erster Linie sind es finanzielle Vorteile, sei es durch erhebliche Steuererleichterungen oder bei der Beförderung im öffentlichen Nah- und Fernverkehr. Auch z. B. die Möglichkeit des Parkens auf einem für Behinderte vorgesehenen Parkplatz kann sehr von Nutzen sein, wenn Sie mit dem Demenzkranken einen Arzt aufsuchen müssen.

Antragstellung

- Sprechen Sie mit dem behandelnden Arzt Ihres demenzkranken Angehörigen und lassen Sie sich von ihm eine ärztliche Bescheinigung über die Art der Behinderung ausstellen.
- Richten Sie an das Versorgungsamt einen Antrag auf einen Schwerbehindertenausweis. Ein formloses Schreiben (»Ich beantrage für ...«) reicht aus.
- Legen Sie dem Schreiben die Kopie der ärztlichen Bescheinigung über die Art der Behinderung bei.
- Nun schickt Ihnen das Versorgungsamt den amtlichen Antragsvordruck zu. Füllen Sie diesen sorgfältig aus und senden Sie ihn umgehend zurück.
- Inzwischen ist es Aufgabe des Versorgungsamtes, sich ein Bild über den Grad der Behinderung zu machen. Dazu setzt es sich mit den behandelnden Ärzten in Verbindung und fordert von diesen ggf. ergänzende Beurteilungen an. Nur wenn die Unterlagen für die Beurteilung nicht ausreichen, wird eine Untersuchung durch einen Gutachter des Versorgungsamtes veranlasst.
- Nach einigen Wochen erhalten Sie vom Versorgungsamt einen Bescheid über die Einstufung der Behinderung sowie den Schwerbehindertenausweis zugesandt.
- Die Schwere der Behinderung wird durch den Grad der Behinderung (10–100 %) bestimmt. Diese ist auf dem Ausweis verzeichnet.

Folgende »**Merkzeichen**« sind für Demenzkranke relevant:

»**G**« = **erhebliche Beeinträchtigung der Bewegungsfähigkeit im Straßenverkehr**
d. h., wenn wegen Störungen der Orientierungsfähigkeit Wegstrecken im Ortsverkehr nicht ohne erhebliche Schwierigkeiten oder nicht ohne Gefahr für sich und andere zurückgelegt werden können (z. B. Unfallgefahr beim Überqueren der Straße).

»**B**« = **Notwendigkeit ständiger Begleitung**
d. h., wenn eine Person zur Vermeidung von Gefahren für sich oder andere bei Benutzung öffentlicher Verkehrsmittel regelmäßig auf fremde Hilfe angewiesen ist, beim Ein- und Aussteigen oder während der Fahrt.

»**H**« = **hilflos**
entspricht den Voraussetzungen für die Pflegestufe III der Pflegeversicherung.

»**RF**« = **befreit von der Rundfunkgebührenpflicht**
d. h., der Betroffene kann wegen seines Leidens nicht an öffentlichen Veranstaltungen teilnehmen (Behinderungsgrad mindestens 80 %). Dies kann bei Demenzkranken anerkannt werden, wenn sie sehr unruhig sind oder unvorhersehbar die Veranstaltung stören können.

Darüber hinaus berechtigt das Vorhandensein des Schwerbehindertenstatus zu einer Anzahl von erheblichen Steuererleichterungen, die Sie mit Ihrem Steuerberater besprechen sollten.

Literatur:
»Merkblätter des Versorgungsamtes« (kostenlos)
Versorgungsamt Stuttgart
Fritz-Elsas-Str. 30
70174 Stuttgart

»Die Rechte behinderter Menschen und ihrer Angehöriger«
(Briefmarke 2,56 € beilegen)
BAGH
Kirchfeldstr. 149
40215 Düsseldorf

Links:
www.rechtspraxis.de/ausweis.html
www.alzheimerforum.de/2/14/3/ratgebe3.html

3 »Irgendwann fängt etwas an«

Elisabeth M., 52, mit Mutter, 78, Diagnose: Alzheimer seit 6 Jahren

Alzheimer und Weltuntergang sind so ziemlich das Gleiche. Beides fängt einfach irgendwann an, zieht eine breite Spur der Verzweiflung und hinterlässt nichts als das Chaos.

Genau so war es bei meiner Mutter. Die Veränderungen in ihrer Persönlichkeit waren anfangs fast nicht bemerkbar. Wenn sie etwas nicht begriff oder nicht verstand, dann setzte sie einfach ihr »Mona-Lisa-Lächeln« auf und sagte nichts. Auf diese Weise war sie ein guter Gesprächspartner bei allen Geburtstagsfeiern: Sie lächelte einfach nur verständnisvoll und sprach nicht viel. Lächeln passt immer und sie konnte damit nichts falsch machen.

Ihre beginnenden Defizite fielen mir selber zum ersten Mal vor ca. zehn Jahren auf, als ich ihr zu erklären versuchte, wie man Lotto spielt, und ich mich wunderte, weil sie es einfach nicht begriff.

Sie selber schien wohl auch zu bemerken, dass da mit ihr Veränderungen im Gange waren, denn sie wurde zunehmend depressiver. Als sie 70 Jahre alt wurde, betonte sie immer wieder, dass alle Menschen mit siebzig den Führerschein abgeben sollten. Diesen Satz wiederholte sie ständig und bei jeder Gelegenheit.

Es ist wirklich erstaunlich, wie lange man sich als Angehöriger wundert, bis man begreift, dass da mit einem Menschen etwas in Bezug auf seine Denkfähigkeit nicht mehr stimmt und sich die Persönlichkeit zu verändern scheint.

So, wie ich es jetzt in der Rückschau einschätze, war meine Mutter nie ein sehr positiver Mensch und ich denke, dass sie von Kindheit an mit Ängsten behaftet war. Ihr Leben hatte sie ausschließlich auf ihre Familie ausgerichtet, so dass der Tod meines Vaters sie stark aus der Bahn geworfen hat. Sie war danach sehr depressiv, immer von Ängsten erfüllt und hatte bei weitem nicht mehr den Antrieb wie zuvor.

Einige Jahre strengte sie sich aber noch an und es gelang ihr auch, die Bankangelegenheiten und das Chaos, das nach dem Tode meines Vaters herrschte, zu regeln und in den Griff zu bekommen.

Sie ließ das Haus renovieren und das Hausdach umdecken. Sie investierte viel Arbeit und Energie, um das Anwesen in einem gepflegten und guten Zustand zu halten. Sie hatte einen paradiesisch schönen Garten und unser Haus bot stets einen erstklassigen Anblick.

Aber im Laufe der Jahre übertrug sie nach und nach immer mehr Aufgaben auf mich, und dies nicht nur in Haus und Garten. Ich sollte mich einfach um alles kümmern. Als sie dann absolut nicht mehr Auto fahren wollte, angeblich wegen ihrer Antriebslosigkeit aufgrund der Depression, nahm ich Kontakt mit einem Psychiater und Nervenarzt in der ca. 15 km entfernten Stadt auf und bestand darauf, dass meine Mutter diesen in regelmäßigen Abständen zur Behandlung aufsuchte. Die Diagnose Alzheimer und die entsprechende medizinische Behandlung durch den Nervenarzt wurde allerdings erst vor ca. fünf Jahren gestellt. Mich schockierte und erstaunte die Diagnose nicht, denn für mich waren die geistigen Defizite meiner Mutter zu diesem Zeitpunkt bereits deutlich erkennbar gewesen.

Meine Mutter selbst war zu der Zeit damit zufrieden, dass ich alles für sie tat und auch für sie mitdachte. Sie selber tat gar nichts mehr, jedenfalls nichts »Vernünftiges«, richtete nur Durcheinander an und überließ alles mit ihrem »Mona-Lisa-Lächeln« mir. Für mich sah das dann so aus, dass sich mein eigenes Leben ausschließlich an der Erledigung von Grundbedürfnissen wie Essen, Schlafen, Saubermachen ausrichtete. Und dazu noch der nicht gerade einfache, ungeliebte Job und die ehrgeizigen Kolleginnen, die zu Hause keinerlei Belastungen ausgesetzt waren.

Bei der Fürsorge für meine Mutter kam fast täglich etwas Neues hinzu, etwas, was ich bis dahin noch nicht bedacht hatte. Nur die ständigen Wiederholungen und das dauernde Türenzuschlagen, was nicht nur akustisch an den Nerven zerrte, waren lange Zeit immer gleich. Ihre – und auch meine – ewigen Ängste und die Frage, was wird, ließen mir fast keinen Ort mehr, an den ich mich in Ruhe hätte zurückziehen können. Der Druck und die Belastungen mit der fortschreitenden Erkrankung meiner Mutter und die Anforderungen im Beruf wurden schier unerträglich.

Immer wieder hatte (und habe) ich ziemliche Krisen, wo mir alles über den Kopf zu wachsen droht. Dann darf ich mir auch gar keine zu genaue Vorstellung vom Verlauf der Alzheimererkrankung machen, sondern will ganz bewusst jeden Tag als Geschenk annehmen. Ich will mir ja auch nicht täglich ausmalen, wie der Weltuntergang tatsächlich aussehen könnte.

Im Nachhinein wundert es mich nicht mehr, dass ich selber erhebliche gesundheitliche und psychische Probleme bekam. Als ich dann ernsthaft krank wurde, musste ich zu meiner größten Verwunderung feststellen, dass *meine Mutter* sehr gut ärztlich betreut, *ich* aber von den Ärzten ziemlich verständnislos abgewiesen wurde. *Sie* hatte ja eine »richtige« Diagnose. Die Empfehlung für meinen Gesundheitszustand und meine verzweifelte Situation lautete: Ihre Mutter muss in die Psychiatrie oder in ein Pflegeheim.

Von allen Seiten hörte ich die »guten Ratschläge«: Die Mutter muss ins Heim … Du musst dich entlasten … Du musst dir Hilfe holen …! Du musst, du musst, du musst.

Aber wo war die Hilfe? Dass ich Hilfe und Betreuung brauchte, um meine Mutter zu Hause pflegen zu können, war mir auch klar. Nur, wo und wie sollte ich die finden?

Kurzfristig erhielt ich Hilfe durch das Alzheimer-Telefon der Deutschen Alzheimer Stiftung, die mir riet, einen so genannten

Betreuungsverein aufzusuchen. Dort erkundigte ich mich auch über die Möglichkeiten der Kurzzeitpflege (s. S. 121 f.). Und in diesem Zusammenhang tauchte für mich erstmals ein nie bedachtes Problem auf: Meine Mutter könne in der Kurzzeitpflege nur dann aufgenommen werden, wenn ich eine Betreuungsvollmacht (s. S. 59 f.) hätte, denn eine Geschäftsfähigkeit sei bei meiner Mutter wohl nicht mehr vorhanden!

Eine Bankvollmacht hatte ich als einzig nahestehende Verwandte seit langer Zeit. Dass es gut und sinnvoll wäre, auch über eine Generalvollmacht (s. S. 54 ff.) zu verfügen, habe ich irgendwo im Hinterkopf immer gewusst, aber vor lauter Belastungen hatte ich nicht mal mehr den winzigsten Spielraum, über so etwas wie eine Generalvollmacht auch nur im Ansatz nachzudenken. Und das am besten zu einem Zeitpunkt, als die Geschäftsfähigkeit meiner Mutter eine Übertragung aller Vollmachten (s. S. 54 ff.) noch zugelassen hätte. Bei ihr wäre es erstaunlicherweise so gewesen, dass sie mir ohne Probleme eine entsprechende Generalvollmacht erteilt hätte! Ich hatte es einfach nicht hingekriegt, als dazu noch Zeit war. Ich hatte es wohl auch verdrängt, was mich später dann eine Weile lang geärgert hat, aber es war eben alles zu viel für mich.

Wobei ich auch sagen muss, dass es mit der Erteilung einer Generalvollmacht schon so eine zweischneidige Sache ist. Man liefert sich als Vollmachtaussteller frühzeitig einem anderen Menschen total aus. Als selbst an der Alzheimer-Demenz Erkrankter liefert man sich doppelt schlimm aus, da sich ja der eigene Geisteszustand mehr und mehr verschlechtert und man weiß, dass man die Geschäftsfähigkeit verlieren wird. Dann aber kann man die Erteilung der Vollmacht nicht mehr rückgängig machen. Bei meiner Mutter und mir wäre das kein Problem gewesen, da wir ein sehr gutes, auf Vertrauen basierendes Verhältnis haben. Aber ich hätte mir auch etwas Teures kaufen können und das Geld wäre dahin gewesen. Die Erteilung einer Generalvollmacht an Verwandte kann auch deswegen eine fragwürdige Sache sein, weil die Geld- und Machtgier bei den Menschen fast eine noch schlimmere Krankheit ist als die Alzheimererkrankung. Jeder wartet nur darauf, den Erkrankten, der es dann ja nicht mehr merkt, ausnehmen zu können. Ich habe schon oft bei mir gedacht, ob es in einigen Fällen nicht sinnvoller wäre, solch eine Generalvollmacht dann eben einem guten und vertrauenswürdigen Berufsbetreuer (s. S. 54 f.) zu erteilen.

Andererseits, hätte *ich* die Vollmacht gehabt, hätte ich ganz anders entscheiden können, hätte auch anders und vor allem schneller handeln können. So, ohne Generalvollmacht, brauchte ich jetzt ein gesetzlich genau geregeltes Vorgehen. Diesen Weg zu beschreiten, dazu hatte ich gar keine Kraft mehr. Es reichte gerade noch dazu, dass ich selber zum Facharzt meiner Mutter ging.

Dem schilderte ich meine eigenen Probleme und endlich hatte ich jemanden gefunden, der ein Einsehen hatte und mich krankschrieb. Er erkannte auch den Ernst meiner eigenen Lage und sagte, dass er schon wisse, dass man den Angehörigen eines an Alzheimer erkrankten Patienten mitbetreuen müsste!!

ENDLICH, endlich hatte ich Verständnis gefunden und jemanden, der mir Rückhalt und einen wirklich guten Ratschlag gab. Ich erfuhr nämlich von einem ambulanten gerontopsychiatrischen Pflegedienst. Mit diesem nahm ich sofort Kontakt auf. Ich beauftragte ihn damit, zur morgendlichen Medikamentengabe vorbeizukommen, was vom Nervenarzt meiner Mutter im Rahmen der Behandlungspflege (s. S. 73 f.) verordnet wurde.

Wenn auch die Behandlungspflege eigentlich für meine Mutter war, so war mein Grundgedanke aber der, dass ich damit jeden Morgen einen kompetenten Ansprechpartner durch die Krankenschwestern bekommen würde. So war es dann auch. Indirekt war die Behandlungspflege also für mich.

Meine Mutter indessen verstand nicht, warum da eine fremde Person kam, und selbst für die Profis von der Psychiatrie war es oft schwer, ihr die Medikamente zu verabreichen. Sie reagierte ja immer gleichbleibend abweisend und aggressiv. Doch durch die Regelmäßigkeit gewöhnte sie sich an den Rhythmus, dass immer morgens jemand Fremdes kam. So war dann auch nach ca. einem Jahr der Übergang zu einem ambulanten Pflegedienst, der dann die tägliche Grundpflege übernahm, sehr viel einfacher. Seitdem kommt jeden Morgen der Pflegedienst, für den gesamten Rest des Tages (und der Nacht) bin ich da, denn ich habe mich von meiner Arbeit beurlauben lassen.

Heute dreht sich das Leben meiner Mutter in spiralförmigen Kreisen. Für mich ist es nicht immer leicht, ihr so viel Struktur zu geben, dass ein guter Tagesablauf gelingt und ich selber so viel Distanz behalte, um nicht in den Strudel dieser Spiralen hineingezogen zu werden. Dabei muss ich sehr darauf achten, mich von den großen Ängsten, die meine Mutter plagen, selber ganz eindeutig abzugrenzen. Meine eigenen Zukunfts- und Existenzängste machen mir schon genug zu schaffen. Ich hoffe aber dennoch, dass es mir in schwierigen Situationen, in die meine Mutter sich und mich regelmäßig hineinmanövriert, gelingt, mich auf das Jetzt zu konzentrieren und auch darauf, das Vertrauen und die Zuversicht zu finden, dass die Erde uns alle trägt. Jedem Menschen gehört nur das Jetzt und keiner weiß, was morgen geschieht.

Das Miterleben der Erkrankung meiner Mutter und das An-die-Grenzen-der-Existenz-Kommens lehren mich mehr und mehr, wie wenig in unserem Leben wirklich planbar ist und wie vielen Zwängen und Ängsten wir uns völlig sinnlos aussetzen.

Auch lerne ich täglich, wie wenige Dinge man im Leben wirklich braucht, und ich denke, dass mich das für den Rest meines Lebens prägen wird. Diese Erfahrung empfinde ich als ein ganz besonderes Geschenk.

Info: Vollmachten

Generalvollmacht

Das Vorhandensein einer Generalvollmacht gibt dem Angehörigen, dem der Demenzkranke zu gesunden Zeiten sein Vertrauen geschenkt hat, das amtlich verbriefte Recht, schnell wichtige Entscheidungen, die der Betroffene nicht mehr selber treffen kann, in seinem Sinne und zu seinem Wohl zu treffen. Das heißt: All das, was Ihr demenzerkrankter Angehöriger im »normalen« Leben selbstbestimmt entscheiden würde, all das, wozu er eine eigenhändige Unterschrift leisten müsste, kann mittels einer an Sie ausgestellten Generalvollmacht von Ihnen übernommen werden.

Wenn Sie nun den Verlauf einer Demenz bedenken, so sollten Sie sich darüber im Klaren sein, dass Ihr demenzerkrankter Angehöriger unabdingbar irgendwann nicht mehr selbstbestimmt entscheiden können wird, genauso, wie er keine an der Realität orientierte Unterschrift mehr leisten können wird. Und eines Tages werden Sie als pflegender Angehöriger die Bankgeschäfte für den Erkrankten erledigen müssen, Sie werden seinem Aufenthaltsort, z. B. einem Pflegeheim, zustimmen müssen, Sie werden an seiner statt handeln und entscheiden müssen. Das allerdings ist nur dann möglich, wenn Sie über eine notariell beurkundete Generalvollmacht verfügen, in der Sie als Bevollmächtigter eingetragen sind. Ist dies nicht der Fall, so erhält Ihr demenzkranker Angehöriger »von Amts wegen« einen Betreuer. Sie als engste Bezugsperson können abgelöst werden durch behördliche Vorgänge und richterliche Entscheidungen.

Eine Generalvollmacht sollten Sie als engste Bezugsperson als Allererstes zum Wohle des Betroffenen und zu Ihrer Entlastung des ohnehin behördenreichen Weges durch die Krankheit anstreben. Sie erleichtert Ihnen im weiteren Verlauf der Demenzerkrankung Ihres Angehörigen unendlich viele Dinge, sie verkürzt Wege, sie öffnet Türen und macht Sie zum aktiven Fürsprecher des Erkrankten. Die Vollmachterteilung ist gerade zu Beginn der Erkrankung so dringlich, weil sie nur dann Rechtsgültigkeit hat, wenn die Unterzeichnung notariell beurkundet und der Vollmachtgeber bei der Erteilung im Vollbesitz seiner »geistigen Kräfte« ist. Hat der Notar den geringsten Zweifel an den »geistigen Kräften«, so darf er die Vollmacht nicht beurkunden.

Den Betroffenen selbst von der Notwendigkeit einer Generalvollmacht zu überzeugen kann sich möglicherweise als Problem herausstellen.

Sprechen Sie ernsthaft mit dem Demenzkranken über die Generalvollmacht und warum sie so wichtig ist. Leider aber erfordert dieses selbst zu gesunden Zeiten heikle Thema besonders viel Geduld und Einfühlungsvermögen: Zu Beginn der Erkrankung lebt ein demenzkranker Mensch in einem Meer von Misstrauen und Aggression. Er weiß sehr wohl, dass irgendetwas »nicht stimmt«, doch was genau das ist, das weiß er meistens nicht. Sein Misstrauen ist für ihn also berechtigt und wird sich auch gegen seine engsten Bezugspersonen richten. Und wenn Sie dann noch beginnen, die Generalvollmacht zu thematisieren, dann kann es sein, dass Ihr Angehöriger erst recht misstrauisch wird. Er denkt, es gehe ihm ans Leben, oder er wirft Ihnen gar vor, Sie hätten daran Ihren Anteil oder seien die treibende Kraft; vielleicht gibt es etwas zu erben oder Sie wollen an sein Geld …

Diese Art der Vorwürfe trifft Angehörige, die sich die ernstesten Gedanken zum Wohle des Erkrankten machen, tief und mitten ins Herz. Vielleicht hilft Ihnen das Wissen, dass *Sie* ab jetzt der »Sehende« sind, *Sie* müssen für den Erkrankten mitdenken und mithandeln. Nicht *Sie* sind in Wirklichkeit das Ziel der Aggressionen und des Misstrauens des Betroffenen. Er ist es selbst, der sich nicht mehr versteht, es ist die Welt, die er nicht mehr versteht, und letztendlich sind Sie es, der in dieser für ihn entfremdeten Welt steht und den er folglich auch nicht mehr versteht.

Bedenken Sie dies, wenn Sie dann trotz allem die Generalvollmacht immer wieder ins Gespräch bringen und auch, dass es nur jetzt noch Sinn macht, jetzt, solange Ihr erkrankter Angehöriger noch unterschreiben kann. Scheuen sie sich also nicht, auch wenn Sie beschimpft, verdächtigt, als Dieb und Erbschleicher benannt werden, wenn es nur dem Ziele dient, dass der Erkrankte einem Notartermin zustimmt und Ihnen als vertrauter Person dort die Generalvollmacht erteilt.

Damit nehmen Sie dem Demenzkranken aktuell nichts aus der Hand. Er kann weiter selbstbestimmt handeln und keiner nimmt ihm etwas weg. Gleichzeitig haben Sie mit ihm zusammen für später vorgesorgt. Denn die Generalvollmacht bleibt auch im Krankheitsfall erhalten. Dann kann der Generalbevollmächtigte die Lebensbereiche übernehmen, die der Betroffene nicht mehr wahrnehmen kann und für die Sie in der Generalvollmacht ermächtigt wurden. Deshalb sollte der Generalbevollmächtigte eine Vertrauensperson sein, die in allen Bereichen des Lebens genauso handeln würde wie der Aussteller selbst.

Wollen Sie eine einzige Person Ihres Vertrauens mit allen Aufgaben, die sonst in Patientenverfügung, Betreuungsverfügung, Gesundheitsvollmacht und Vorsorgevollmacht getrennt sind, betrauen, so können Sie eine Generalvollmacht erteilen. In dieser Vollmacht sollten alle Einzelheiten, genau wie in den einzelnen Dokumenten, genauestens festgehalten werden.

Die Generalvollmacht kann etwa »zur Vertretung in allen Angelegenheiten« ermächtigen. Sie deckt aber mehrere wichtige Fälle nicht ab:

– Der Bevollmächtigte kann keiner ärztlichen Untersuchung, einer Heilbehandlung oder einem medizinischen Eingriff zustimmen, wenn hierbei Lebensgefahr besteht oder ein länger andauernder Gesundheitsschaden zu erwarten ist.

- Der Bevollmächtigte kann freiheitsbeschränkenden Maßnahmen nicht zustimmen.
- Der Bevollmächtigte kann nicht in eine Organspende einwilligen.

Vorsorgevollmacht

Die Vorsorgevollmacht ist eine Einzelvollmacht. Darin wird eine Person benannt (ggf. auch mehrere), die rechtswirksam handeln soll, wenn Ihr demenzkranker Angehöriger wegen seiner Krankheit nicht mehr in der Lage ist, für sich selber zu handeln und z. B. seine finanziellen Belange selbst zu erledigen.

Doch auch hier gilt:

Für Demenzkranke und ihre Vertrauensperson ist es besonders wichtig, möglichst sehr frühzeitig, ganz zu Beginn der Erkrankung die Vorsorgevollmacht zu erstellen, denn nur voll geschäftsfähige Personen können rechtsgültige Vollmachten erteilen. Hat sich der Notar von der Geschäftsfähigkeit des Vollmachtgebers überzeugt, dann (und nur dann) wird er die Vorsorgevollmacht beurkunden. Diese notarielle Beurkundung sollte jedenfalls dann erfolgen, wenn sie auch zum Erwerb oder zur Veräußerung von Grundstücken oder zur Darlehensaufnahme berechtigen soll, und schützt vor späteren Anfechtungen durch Dritte.

Die Vorsorgevollmacht berechtigt
- zur Verwaltung des Vermögens einschließlich aller Bankgeschäfte, inklusive Geldgeschäfte (»Abheben von Bargeld, auch bis über den Tod hinaus« muss ausdrücklich verzeichnet sein),
- zur Bestimmung des Aufenthaltes,
- zu geschäftsähnlichen Handlungen,
- zur Vertretung in Renten-, Versorgungs- und Steuerangelegenheiten,

- zur Beantragung von Renten- und Sozialleistungen,
- zum Führen von Rechtsstreitigkeiten,
- zum Abschluss eines Heimvertrages oder einer ähnlichen Vereinbarung.

Die Gesundheitsvollmacht

Eine Gesundheitsvollmacht ist eine Vollmacht für eine Vertrauensperson, die den Willen Ihres erkrankten Angehörigen gegenüber dem behandelnden Arzt vertreten soll. Sind Sie als diese Vertrauensperson benannt, so können Sie Einblick in die Krankenakte des Erkrankten nehmen, wenn die Ärzte von der Schweigepflicht entbunden wurden. Dies könnte dann von Bedeutung sein, wenn Ihr Angehöriger seinen Willen (z. B. Zustimmung oder Ablehnung von Operationen) nicht mehr selbst zum Ausdruck bringen kann.

In dieser Vollmacht können alle Wünsche bezüglich ärztlicher und medizinischer Behandlung und über lebensverlängernde Maßnahmen (s. S. 211 ff.) verzeichnet sein. Zusammen mit der Patientenverfügung (s. S. 210 f.) kann den behandelnden Ärzten so der diesbezüglich ausdrückliche Wille Ihres Angehörigen deutlich gemacht werden.

Die Gesundheitsvollmacht sollte in gesunden Zeiten in regelmäßigen Abständen von ca. einem Jahr mit einer aktuellen Unterschrift neu versehen werden. Ist dies wegen der Demenzerkrankung nicht mehr möglich, so können frühere Gesundheitsvollmachten doch ein Bild vom Willen des Erkrankten geben und durch die behandelnden Ärzte Berücksichtigung finden. Wichtig zu bedenken ist, dass Angehörige, der Hausarzt oder der Pflegedienst wissen, wo die Gesundheitsvollmacht aufbewahrt wird, damit im Ernstfall diese auch aufgefunden wird.

Die Betreuungsverfügung

Die Anordnung einer Betreuung wird dann erforderlich, wenn eine Person nicht (mehr) voll einsichtsfähig ist. Behauptet zum Beispiel ein verwirrter oder demenzerkrankter Mensch, er könne sehr wohl alleine zu Hause leben, dieses aber ganz offensichtlich nicht der Fall ist, evtl. sogar Verwahrlosung droht, dann ist es erforderlich, dass ein anderer seinen Aufenthalt zu dessen Wohle bestimmt. Das Aufenthaltsbestimmungsrecht wird somit einem Betreuer mittels einer Betreuungsverfügung durch den Vormundschaftsrichter zugesprochen. Darüber hinaus regelt die Betreuungsverfügung die genau festgelegten Aufgaben eines Betreuers. In der Regel handelt es sich hierbei um alle größeren Finanzgeschäfte wie z.B. den Verkauf von Immobilien, die Verwaltung vorhandener Gelder oder der Rente. In einer Betreuungsverfügung kann ebenfalls festgehalten werden, welche Wünsche und Gewohnheiten des Betroffenen berücksichtigt werden sollen (z.B. die Wahl eines Pflegeheimes, regelmäßige, auch, wenn es die Verhältnisse erlauben, großzügige Geschenke an Verwandte usw.). Diese Wünsche sind für das Vormundschaftsgericht und den Betreuer grundsätzlich verbindlich.

Zum Betreuer kann eine nahe Vertrauensperson benannt werden. Ein wesentliches Kriterium für die Bestellung eines bestimmten Betreuers ist der persönliche Kontakt und das regelmäßige Gespräch zwischen Betreutem und Betreuer. Sind Sie als pflegender Angehöriger ohnehin die nächste Vertrauensperson des Erkrankten, so wird der Amtsrichter gerne auf Sie als amtlich bestellten Betreuer zurückgreifen. Nur wenn sich niemand aus dem näheren Umkreis des Betroffenen findet, kann auch ein Berufsbetreuer eingesetzt werden.

Hat der Betroffene bereits im Vorfeld seiner Erkrankung eine Generalvollmacht (s. S. 54 ff.) an eine andere Person ausgestellt, dann erübrigt sich das gesamte Betreuungsverfahren.

Aufgaben des Betreuers

Ein Betreuer hat die Aufgabe, den zu Betreuenden in genau festgelegten Bereichen zu vertreten.

Deswegen müssen in der Betreuungsverfügung die genauen Aufgaben, um die sich der Betreuer kümmern sollen, amtsrichterlich festgelegt sein, z.B. Vermögensangelegenheiten, persönliche Angelegenheiten sowie Wohnungsangelegenheiten oder Heimaufnahme. Das heißt aber nicht, dass der Betroffene damit »entmündigt« ist, denn die Anordnung einer Betreuung berührt nicht die Geschäftsfähigkeit der zu betreuenden Person. Grundsätzlich kann der Erkrankte weiterhin seine Angelegenheiten selber wahrnehmen, doch benötigt er die Einwilligung des Betreuers. Ohne diese Einwilligung sind Geschäfte als unwirksam zu betrachten. D.h. der Betroffene *könnte* kraft seiner weiterhin gültigen Unterschrift und seiner bestehenden Geschäftsfähigkeit zum Beispiel ein teures Auto bestellen. Diese Bestellung könnte (und müsste!) der Betreuer kraft seines Amtes rechtsgültig rückgängig machen.

Der Betreuer steht also vor dem schwierigen Problem, einerseits dem Betroffenen so viel Selbstbestimmung wie möglich zu gewähren, andererseits seine Finanzen gewissenhaft zu verwalten, und das nicht nur, weil er jährlich Rechenschaft vor dem Vormundschaftsgericht ablegen muss.

Wer die Beharrlichkeit leicht Demenzerkrankter gerade in Geldangelegenheiten kennt, weiß, dass jedwede Einmischung oder vermeintliche Bevormundung zu erbitterten Vorwürfen führen kann. Ein gutes Vertrauensverhältnis, enger Gesprächskontakt sowie die Bereitschaft des Betreuers, seinen Schutzbefohlenen in kleineren finanziellen Angelegenheiten gewähren zu lassen, um eventuell später »die Kohlen aus dem Feuer« zu holen, verlangen dem Betreuer zwar Langmut ab, doch ersparen sie ihm und dem Betroffenen auch die bekannten End- und Nutzlosdiskussionen über immer das gleiche Thema. Darüber hinaus bleibt dem Demenzerkrankten als Lebensqualitätsfaktor das Gefühl der Unabhängigkeit und des Selbstwertes so lange wie möglich erhalten.

Die Zuständigkeit eines Betreuers endet beim Tod des zu Betreuenden. Für die Regelung der Beisetzung, der Auflösung des Hab und Guts und für die Regelung der Erbschaftsangelegenheiten ist er nicht zuständig.

Tipp:
Ein »Merkblatt für Betreuer« sowie aussagefähige Broschüren erhalten Sie beim zuständigen Amtsgericht/Vormundschaftsgericht.

Erfahrungen über die amtliche Bestellung einer Berufsbetreuerin nach der Diagnose Alzheimer bei meiner Mutter

Irene B. mit alzheimerkranker Mutter

Vorbemerkung:

Meine Mutter lebte seit vielen Jahren allein. Sie war geschieden und ihre beiden Kinder (mein Bruder und ich) lebten bei Ausbruch ihrer Krankheit bereits seit Jahren im Ausland. Mein Bruder lebt in den USA. Seine Kontakte zu ihr beschränken sich auf ein Telefonat jährlich am Weihnachtstag. Ich lebe seit 1988 in Spanien. Dennoch blieb unser Kontakt durch wöchentliche Telefonate und viele Besuche eng.

Vor sieben Jahren wurde bei meiner Mutter die Diagnose Alzheimer gestellt. Ich besuchte sie bald darauf, u. a. um mich darüber zu informieren, welche Hilfe sie benötigte, welche Hilfsangebote es gab, und die erforderlichen Schritte einzuleiten.

Die Situation war so, dass meine Mutter allein noch gut, mit etwas Unterstützung und einem regelmäßigen Ansprechpartner vor Ort (den ich gewinnen konnte), zurechtkam. Mir war aber bewusst, dass sie früher oder später weitere Hilfe benötigen würde (Pflegedienst und gegebenenfalls ihre Unterbringung in einer entsprechenden Einrichtung) und dass ich die dann organisieren musste. Einen Aufnahmeantrag in eine von ihr mit ausgewählten Einrichtung des »Betreuten Wohnens« unterschrieb sie noch selbst. Ich benötigte aber die rechtlichen Voraussetzungen für gegebenenfalls notwendige weitere Schritte. Ich besprach die folgenden Punkte mit ihr und sie war – nach einigem Zögern – mit ihnen einverstanden.

1. Wir setzten mit Hilfe eines Standardformulars eine Vorsorgevollmacht für alle Lebensbereiche auf. Eine Broschüre der

Bundesregierung informiert darüber im Detail. Sie unterschrieb die Vollmacht im Beisein von Zeugen. Die Zeugen mussten bestätigen, dass sie verstand, was sie unterschrieb. Diese Vollmacht versetzte mich in die Lage, im Bedarfsfall alle notwendigen Schritte zu unternehmen.
2. Unabhängig davon erteilte sie mir eine Bankvollmacht, damit ich gegebenenfalls in der Lage war, Kosten z. B. für einen Pflegedienst zu begleichen.

Anfang 2001 versetzte sie die Umstellung von der DM auf den Euro in so große Verwirrung, dass ich sofort zu ihr reisen musste. Mir wurde an diesem Beispiel deutlich, dass ich aus der räumlichen Distanz heraus nicht jederzeit sofort zur Verfügung stehen konnte und deshalb eine andere Lösung gefunden werden musste. Deshalb leitete ich folgende Schritte ein:
1. Den regelmäßigen Besuch eines auf Alzheimerpatienten spezialisierten Pflegedienstes. Seine Aufgabe war nicht ihre Pflege, das war zu diesem Zeitpunkt noch nicht erforderlich, sondern Hilfestellung beim Einkaufen, auf der Bank und Anwesenheit, um als Ansprechpartner und im Notfall zur Verfügung zu stehen. Die Kosten gingen zu Lasten meiner Mutter.
2. Damit sie regelmäßig und gut aß, bestellte ich Mittagessen auf Rädern. Es standen dafür mehrere gute Anbieter zur Verfügung.
3. Ich stellte beim Amtsgericht einen Antrag auf einen Berufsbetreuer für meine Mutter. Auch für diesen Fall gibt es Broschüren mit Standardformularen. Meine Mutter unterschrieb den Antrag ebenfalls, d. h., wir stellten den Antrag gemeinsam. Erforderlich ist dies nicht, aber es verkürzt das Verfahren erheblich. Normalerweise dauert die Einsetzung eines Berufsbetreuers mehrere Monate. Weil ich im Anschreiben zum Antrag auf die Eilbedürftigkeit hingewiesen hatte, ging es sehr schnell. Etwa 10 Tage nach Antragstellung erschien ein Amtsrichter in der Wohnung meiner Mutter und befragte sie

in entspannter Gesprächsatmosphäre. Aus ihren Antworten wurde deutlich, dass meine Mutter auf entsprechende Betreuung angewiesen und dass sie mit der Betreuung durch die ebenfalls anwesende Berufsbetreuerin einverstanden war. Wenige Tage danach erhielten wir den positiven Bescheid vom Amtsgericht und die Berufsbetreuerin nahm ihre Arbeit auf. Die Berufsbetreuerin erhielt eine Bankvollmacht. Ich gab die Bankvollmacht zurück.

Fazit:

Meine Erfahrungen mit der Berufsbetreuerin sind außerordentlich positiv. Sie unternahm in den folgenden Jahren erfolgreich alle erforderlichen Schritte, wie Beantragung der Pflegestufen, Intensivierung der Arbeit des Pflegedienstes und später Unterbringung meiner Mutter in einer Demenzwohngemeinschaft.

Weil ich von den organisatorischen Lasten befreit war, verbesserte sich das Verhältnis zu meiner Mutter enorm. Wir können jetzt entspannt miteinander umgehen. In den Jahren zuvor hatte sie meine Bemühungen, ihr zu helfen, häufig misstrauisch verfolgt und mich verdächtigt, ihr Geld oder ihren Schmuck zu stehlen.

Hinweis:
Lassen Sie sich unbedingt zusammen mit Ihrem demenzerkrankten Angehörigen beraten, bevor Ihr erkrankter Angehöriger eine vorsorgende Verfügung unterschreibt.

Beratung bieten:

- Betreuungsvereine
- Die Deutsche Alzheimer Gesellschaft, Tel.: 030/31 50 57 33
- Bundesarbeitsgemeinschaft Hospiz, Tel.: 02428/80 29 37
- Deutsche Schmerzliga e.V., Tel.: 0700/3 75 37 53 75
- Deutsche Krebshilfe e.V., Tel.: 0228/72 99 00

Rechtlichen Rat dazu können Sie sich bei einem Rechtsanwalt oder Notar einholen.

Tipp:

Informationen und Muster-Vordrucke zu Verfügungen und Vorsorgevollmacht erhalten Sie u. a.

- beim Amtsgericht bzw. Vormundschaftsgericht ihres Wohnortes,
- bei den Kirchengemeinden,
- in der Schriftenreihe der Deutschen Alzheimer Gesellschaft e.V., Band 2 »Ratgeber in rechtlichen und finanziellen Fragen für Angehörige von Alzheimer-Patienten, ehrenamtliche und professionelle Helfer«
  zu bestellen bei der Deutschen Alzheimer Gesellschaft e.V., Adresse s. Anhang.
  und unter
  www.skfm.de/fachart/f_962_3.htm
  www.medizinfo.de/kopfundseele/alzheimer/vorsorgevollmacht.htm
  www.alzheimerforum.de/Bibliothek/buch638.htm
  www.bmj.bund.de/enid/d00dba495a5f7c7f5e3c845d49a27fe3,0/Ratgeber/Betreuungsrecht_kh.html

4 »ICH für IHN«

Margot P., 61, mit Ehemann, 74, Diagnose: Alzheimer seit fast sieben Jahren

Meinen Mann habe ich über alles geliebt. Als wir aus dem Sprechzimmer des Neurologen kamen, wusste ich, dass ich ihn an diese schreckliche Krankheit verlieren würde und dass lange, schwere Jahre vor uns liegen würden.

Sein ganzes Leben lang war mein Mann ein stets positiv denkender und außerordentlich lebensfroher Mensch. Seine bejahende Art wirkte ansteckend auf andere. Er konnte sich gut in Menschen hineindenken, konnte zuhören, war selbst allerdings auch sehr redegewandt und hatte dabei etwas zu sagen. Wir hatten immer ein gastfreundliches Haus, so wurden Kontakte zu Familie, Freunden und ehemaligen Kommilitonen aus seiner Studienzeit (Jura) auf vielfältige Art und Weise gepflegt.

Die Jagd war für ihn ein sehr erfüllendes Hobby. Sein Vater besaß eine eigene Jagd, so ist mein Mann damit aufgewachsen, hatte bereits als Junge den Jugendjagdschein. Im Vordergrund stand da weniger die Jagd als die Liebe zur Natur. Er war sehr gerne draußen.

Nach vielen beruflich bedingten Umzügen kam mit 65 Jahren der endgültige Ruhestand, wir kauften ein Haus und schafften uns damit endlich ein Heim.

Im Frühjahr danach erfüllte sich mein Mann einen ganz persönlichen Wunsch, indem er sich an der Uni der Nachbarstadt zum Seniorenstudium einschrieb. Bei seiner Vitalität und seinem Verständnis von einem erfüllten Leben und Berufsleben ein folgerichtiger Entschluss. Er besuchte zwei Jahre lang regelmäßig und mit großem Interesse die Vorlesungen. Dann

»schien« es ihm allmählich keine Freude mehr zu machen. Für mich rückblickend hat er selbst wahrscheinlich erste Defizite bemerkt und dann den passenden Vorwand gebraucht, das Benzin sei so teuer ... Zu Beginn des folgenden Wintersemesters fuhr er nicht mehr zur Uni. Ab da hatte ich das Gefühl, als ob er jetzt schnell »altern« würde, aber andererseits passte das so gar nicht zu ihm, nicht zu seiner Persönlichkeit. Und für mich ganz neu war, dass er zunehmend auf mich fixiert zu sein schien, und zwar in einem Maße, dass ich mich eingeengt fühlte.

An irgendetwas Krankhaftes hätte ich zu diesem Zeitpunkt nie gedacht.

Im Herbst des gleichen Jahres ging er aus eigenem Antrieb zum Arzt, es ärgerte ihn, dass er so vergesslich sei. Mir war das noch nicht aufgefallen. Zu der Zeit hatte ich selber ein ernsthaftes gesundheitliches Problem. Mein Mann reagierte eigenartig, schien völlig hilflos und überfordert. Im Rückblick und heute mit dem Krankheitsbild vertraut, muss mein Zustand bei ihm Verlustangst und dadurch einen ersten kleinen Schub ausgelöst haben.

Im folgenden Februar suchte er erneut den Hausarzt auf, beklagte sich wieder über Gedächtnisprobleme. Er war zu diesem Zeitpunkt noch ganz unauffällig, beherrschte eine von ihm gewählte Gesprächsführung, so dass der Arzt in keinster Weise Verdacht schöpfte. Er bekam, obwohl vom Arzt ernst genommen, den Rat, sein Gedächtnis zu trainieren. Mit Büchern für Gehirnjogging kam er glücklich wieder heim.

Doch mein Mann ließ nicht locker, so dass der Hausarzt ihn zum Neurologen überwies. Zur ersten Untersuchung ist er noch alleine gefahren (38 km in die nächste größere Stadt). Der Befund sollte eine Woche später mitgeteilt werden. Ich fuhr dieses Mal mit, hatte bereits ein ungutes Gefühl.

Und dann wusste ich, es bedeutet das lange, schmerzvolle Ende.

Mein Mann befand sich auf einem Weg, auf dem ich ihn zwar begleiten, aber den ich nicht mitgehen konnte. In zunehmendem Maße würde es kein WIR mehr geben, sondern »nur« noch ein ICH für IHN.

Mein/unser Leben würde sich von Grund auf ändern. Mir war klar, dass wir die verbleibenden »guten« Zeiten intensiv und bewusst nutzen mussten. Und obwohl mein Körper und meine Seele litten, ich gesundheitliche Probleme wie Schwindel und Schwächeanfälle entwickelte, ist uns dies weitgehend gelungen. Wir gestalteten gezielt die Freizeit, sind gereist, haben aber auch so notwendige Sachen wie Patientenverfügung (s. S. 210 ff.) und Vorsorgevollmacht (s. S. 57 f.) sofort auf den Weg gebracht. Wusste ich bereits vorher viel über die Krankheit, so habe ich mich dennoch weiter »schlau« gemacht. Das gab mir Sicherheit.

Insgesamt konnte ich jedoch nicht davon ausgehen, dass es vom Zeitpunkt der Diagnose bis zur Bettlägerigkeit (unfähig zu sprechen, sich zu bewegen, Gefühle zu zeigen, Blickkontakt herzustellen) so schnell gehen würde.

Nach dem ersten relativ guten Jahr versanken wir in fast ausschließlicher Einsamkeit und Isolation. Die von mir informierten Freunde und Bekannten zogen sich nahezu alle zurück. Mein Mann hat das ganz sicher nicht als schmerzlich empfunden, da er anfing, soziale Kontakte zu vermeiden. Es verunsicherte ihn, mit anderen Menschen zusammen zu sein. Ich war ja da, er suchte bei mir Halt und Orientierung. Für mich begann damit eine fast nicht erträgliche Umklammerung. Das dritte Jahr seiner Erkrankung war von schrecklichen Ängsten und Wahnvorstellungen geprägt. Es war die schlimmste Zeit und er litt unermesslich. Ich konnte meinen Mann nicht erreichen, nicht beruhigen oder trösten. Validation (s. S. 85 ff.)? Eine schöne Theorie, in der Praxis in diesem Stadium nicht mehr anwendbar. Die Situation war dermaßen beklemmend, dass ich nachts selber Albträume bekam.

Bereits nach eineinhalb Jahren habe ich die erste Hilfe ins Haus geholt, denn es war offensichtlich, dass wir eines Tages nicht ohne eine solche auskommen würden. Außerdem wollte ich meinem Mann die Chance geben, sich an ein neues Gesicht zu gewöhnen. Meinem Mann habe ich erklärt, dass ICH ja auch älter würde und all die Aufgaben im Haus nicht mehr so gut alleine erledigen könnte. Er wusste also nicht, dass die Person eigentlich für IHN da war.

Da ich selber zu diesem Zeitpunkt erst 56 war, wusste ich, dass ich etwas FÜR MICH tun muss, um FÜR IHN über Jahre hinweg da sein zu können. Ich hatte eine Verantwortung übernommen, und die konnte ich nur erbringen, indem ich mich immer wieder um mein eigenes Seelenheil, mein eigenes Wohlergehen kümmern musste.

In unserem kleinen Stadtmuseum wurde eine Kraft gesucht und ich hatte mich beworben. Das war in meiner Lage wohl ein ungewöhnlicher, aber auch mutiger Schritt. Mutig insofern, da ich bei meiner Bewerbung ganz offen unsere häusliche Situation geschildert habe. Ich erzählte von der Erkrankung meines Mannes, verwies auch darauf, dass es mir selber unklar sei, ob und wie lange ich diese Tätigkeit wahrnehmen könnte. Man stellte mich trotzdem ein! Ich arbeite dort seit fünf Jahren im Wechsel wochenweise nachmittags jeweils 3 Stunden.

Das war eine Art Schlüsselerlebnis für mich, ein Zeichen dafür, dass es weitergehen kann. Mein Mann war zu jener Zeit noch in einem Zustand, dass er begreifen konnte, was vor sich ging. Er freute sich für mich, dass ich eine Tätigkeit gefunden hatte, die meinen Neigungen entgegenkam. Mit einem Lächeln fällt mir ein: Er war irgendwie stolz auf mich.

Damit wir beide einen Gewinn aus dieser neuen Situation ziehen konnten, musste es mir gelingen, meinen Mann dahinein einzubinden. Ich erteilte ihm kleine (manchmal auch unsinnige) Aufträge, die er während meiner Abwesenheit erledigen sollte. Ich erklärte ihm, dass ich ja nun seine Hilfe bräuchte. Das stärkte sein Selbstwertgefühl. Er hat alles mit großem Eifer erledigt, war stolz, zufrieden, er fühlte sich gebraucht!

Manchmal allerdings verfiel ich ins Grübeln, ob mein Weggehen zur Arbeit ins Heimatmuseum so eine Art Fluchtverhalten von mir war. Aber nein, die Antwort war stets dieselbe: Es ist richtig, was du tust! Es war wohl mehr als eine Ahnung, dass dies ein gangbarer Weg sein könnte.

Voraussetzung dafür war natürlich ein Hilfsgerüst (s. anschließender Info-Teil), das ich im Laufe der Jahre ausbauen musste. Zieht man in Betracht, dass es später Zeiten gab, wo ich meinen Mann keine Minute lang aus den Augen lassen konnte, ich ihn wegen extremer Unruhe und Sturzgefahr jeweils kurzfristig an den Sessel fixieren musste, damit ich selbst zum Beispiel ins Bad gehen konnte, so war es richtig, dass ich mir frühzeitig Hilfen ins Haus geholt hatte. Diese ermöglichten mir dann auch die Weiterführung meiner Tätigkeit im Museum.

Dort, außerhalb meiner häuslichen Umgebung, holte ich mir Kraft und ich hatte »Ersatz« für soziale Kontakte, die nach und nach alle versiegt waren.

Natürlich ist es so eine Art Spagat, den ich da vollziehen musste und auch heute immer noch muss. Und trotzdem, auch wenn ich manchmal an meine Grenzen stoße – es gibt mir das Gefühl: Ich schaffe das, ich schaffe alles, wenn ich nur will! Heute, nachdem mein Mann schon fast 4 Jahre lang bettlägerig ist, weiß ich, dass ich, zumindest für mich, den richtigen Weg eingeschlagen habe. ER wird mich verlassen, aber ICH »muss« weiterleben! Auf dieses Leben muss ich gewissermaßen vorbereitet sein.

Schon früh reifte in mir die Erkenntnis, dass die Krankheit, und sei sie noch so unerträglich schwer, nicht alles bestimmend sein darf. Diese Denkweise hat mir sehr geholfen UNSER und mit zaghaften Schritten MEIN Leben zu leben.

So habe ich nach und nach mehr Hilfe in Anspruch genommen. Ich habe mittlerweile zwei Frauen und eine Ersatzperson, die einspringen, wenn ich außer Haus bin, sein möchte oder sein muss, so dass ich ohne größere Sorgen meinen Besorgungen und meiner Tätigkeit im Museum nachgehen kann. Durch die Arbeit dort habe ich weniger Zeit für Selbstmitleid (überkommt mich zu meiner Schande manchmal) und ich verliere den Kontakt zu der Welt da draußen nicht.

Es war für mich auch hilfreich, Kontakt zu anderen Betroffenen zu suchen und zu pflegen. Dabei habe ich festgestellt, dass es viel härtere Schicksale gibt als unseres. Neben Gleichgültigkeit, Befangenheit, unqualifizierten »klugen« Ratschlägen habe ich aber auch Anerkennung erfahren. Ein ehrliches »Ich bewundere Sie« oder der Satz »Sie schaffen das« hat mehr bewirkt als die stereotypen Aussagen wie: Du musst auf dich aufpassen … Willst du nicht doch den Schritt ins Heim überdenken … usw. Wirklich tatkräftige Hilfe wurde mir von diesen Personen nie angeboten.

Hilfe anderer Art habe ich von einem kleinen Freundinnenkreis erhalten, den ich wiederbelebt bzw. neu aufgebaut habe. Selbstverständlich kann der Freundinnenkreis nicht den Verlust des Partners ersetzen! Es ist aber eine Alternative, die mich vor der totalen privaten Isolation bewahrt.

Dazu habe ich im ersten Schritt wie in alten Zeiten zum Kaffee eingeladen. Ich wollte meinen »alten« Freundinnen signalisieren: Auch wenn wir ein »Problem« haben … sonst ist alles wie immer! Unser Haus sieht genauso aus wie zuvor und ich bin noch da, bei uns darf auch noch gelacht werden und die Krankheit muss nicht das alles beherrschende Thema sein!

Mir war bewusst, dass erhebliche Berührungsängste vorhanden waren, die es galt abzubauen. Da ich zusammen mit einem geistig behinderten Bruder groß geworden bin, waren mir die Probleme der lieben Mitmenschen mit Krankheit und Anderssein von klein auf nicht unbekannt. Fällt es auch noch so schwer, man sollte so normal wie möglich mit der Problematik umgehen. Ich habe nichts verschleiert, verheimlicht oder gar mich geschämt. Nur mit ganz wenigen habe ich über meine Nöte gesprochen. Man entwickelt ein Gefühl dafür, ob jemand wirklich wissen will, wie es einem geht, oder ob die Frage rein rhetorisch war. Meine Erfahrung ist, dass man selbst aktiv werden muss, also die Brücke von der eigenen Seite her schlagen muss, damit sie von anderen Menschen begehbar wird.

Die Auszeiten, die ich mir zusammen mit Freundinnen gönne, mal ein Konzert, mal zum Italiener, gemeinsam kochen, müssen natürlich organisiert werden. Das kann ich guten Gewissens nur wahrnehmen, weil ich meinen Mann in dieser Zeit gut versorgt weiß. Meine Freundinnen fragen mich längst, ob ich abkömmlich bin. Früher gingen sie eher davon aus, dass dies nicht der Fall sei, und fragten erst gar nicht.

Nach diesen Ausflügen in die Welt da draußen tauche ich wieder in die Welt daheim.

Ich selber hatte mir vorgenommen, immer für meinen Mann da zu sein. ICH für IHN. Und dennoch versuche ich, neben UNSEREM auch MEIN Leben zu leben. Und wenn ich versuche zu erklären, warum ich auch mein eigenes Leben für wichtig erachte, dann scheue ich mich fast ein wenig vor den »großen« Worten und Überlegungen, die mir Kraft geben:

Die Schöpfung ist einzigartig und ich bin ein Teil davon. Also ist auch mein Leben, mag es noch so begrenzt sein und ich nicht vollkommen, trotzdem wichtig. Es wäre verkehrt, nicht sorgsam damit umzugehen.

Da ich nun in dieses Leben gestellt wurde, bedeutet es ja nicht, dass ich nur MUSS, sondern ich WILL, KANN und DARF auch. In unserer Situation sage ich nicht: Ich *muss* mich um meinen Mann kümmern, ihn pflegen, sondern ich *kann* für meinen Mann da sein, weil ich dank meiner eigenen körperlichen Kräfte dazu in der Lage bin. Ich *will* für ihn da sein, weil Liebe viele Facetten hat. Dazu gehört auch Nächstenliebe. Ich *darf* auch an mich denken, weil ich weiß, dass er es so gewollt hätte.

UNSER Leben besteht hauptsächlich aus Erinnerungen, die ich hüte. Sie sind das Fundament, auf dem ich aufbauen konnte. UNSER Leben gibt es heute aber auch noch, weil Krankheit, Alter, Anderssein zum Leben dazugehören. So ist mein Mann immer noch mein Mann, er hat lediglich eine andere Form des »Daseins« erreicht. Ich kann ihm in seine Welt nicht folgen, kann nur dafür Sorge tragen, dass sie für ihn erträglicher ist.

Zaghafte Schritte in MEIN Leben waren schwierig und schmerzvoll. Da waren die einsamen Spaziergänge, die ich schnell unternommen hatte, wenn ich mir ein freies Stündchen gönnte, es war vielleicht der Besuch eines Cafés, alles harmlose eigene Schritte. Und doch waren sie wichtig, wenn ich davon ausgehen kann, dass mir selbst noch einige Jahre bleiben. Mein Blick für die Dinge des Lebens hat sich dabei geschärft, ich kann mich mehr über Kleinigkeiten freuen als je zuvor. Obwohl ich nicht gerade eine unselbstständige oder abhängige Person war, so bin ich doch mutiger und stärker geworden. Diese Erkenntnis gibt ganz einfach Kraft.

Als schwierig empfinde ich die Tatsache, dass man den Partner verliert ohne die Möglichkeit, den Verlust wirklich verarbeiten zu können. Das Sterben ist so endlos lang. Indem ich mich nach und nach im Loslassen übe, werde ich mich vielleicht eines Tages besser im Leben zurechtfinden. Dann, wenn ich wirklich ohne ihn bin.

Info: Bezahlte Hilfen bei der täglichen Pflege und Betreuung zu Hause

Die Diagnose »Alzheimer« oder »Demenz« kommt für Betroffene und eher noch für ihre Angehörigen in der Regel nicht überraschend. Sie bestätigt lediglich, was seit langem beobachtet und auch befürchtet wurde. Mit dem Tag der Diagnose ändert sich dennoch vieles: Sowohl der Betroffene selbst als auch die Angehörigen wissen, dass keine Heilung oder Besserung zu erwarten ist, sondern dass dem Erkrankten im Gegenteil ein langer Leidensweg bevorsteht.

In diesem meist noch frühen Stadium lässt sich die Betreuung des Demenzerkrankten zu Hause noch ohne Hilfe bewerkstelligen. Dennoch macht es durchaus Sinn, bereits jetzt an Hilfe zu denken, denn ganz ohne diese werden Sie die Pflege, Betreuung und Begleitung des Demenzerkrankten im Laufe der meist langen Zeit und im Zuge des Fortschreitens der Symptome nicht bewältigen können.

Frühzeitige Unterstützung von außen bei der Pflege und Betreuung ihres demenzerkrankten Angehörigen

- gewöhnt ihn an andere Personen;
- gewöhnt ihn an Pflegesituationen mit anderen Personen (kann u. a. beim Waschen, Haarewaschen, Duschen, Zähneputzen, Toilettengang und bei der Intimpflege ein Problem werden);
- verhindert, dass er sich ausschließlich auf Sie verlässt, sich auf Sie fixiert und Angstzustände bekommt, wenn Sie sich nicht in seiner unmittelbaren Nähe befinden;
- verhindert, dass Sie in eine Rund-um-die-Uhr-Pflege hinein»rutschen« und sich vollständig überlasten;
- lässt Ihnen Raum für sich selbst und für ein Stück eigenes Leben.

Hilfe – woher?

Überlegen Sie zunächst, wobei Sie gezielt Hilfe brauchen. Vielleicht kommen Sie mit den so genannten »Verrichtungen des täglichen Lebens« noch gut zurecht, aber die Medikamentengabe entwickelt sich allmählich zum Problem? Oder Sie können Ihren Angehörigen keine Minute mehr alleine lassen, möchten/müssen aber aus dem Haus? Ihnen fällt nichts mehr ein, womit Sie ihn sinnvoll beschäftigen könnten? Oder er hindert Sie, die tägliche Hausarbeit zu verrichten? Sie sind am Ende ihrer körperlichen und psychischen Kräfte und brauchen wenigstens ab und zu ein wenig Abstand?

Der ambulante Pflegedienst

Die Hinzuziehung eines ambulanten Pflegedienstes bei der Pflege Ihres Angehörigen kommt dann in Betracht, wenn
- Ihr Angehöriger bereits in eine Pflegestufe eingruppiert wurde und er – bzw. Sie – sich für die Pflegesachleistung oder für die Kombination aus Pflegegeld und Pflegesachleistung entschieden hat,
- Sie oder andere Familienmitglieder die Hilfestellung nicht in vollem Umfang leisten können oder wollen.

Ambulante Pflegedienste erbringen sowohl pflegerische und betreuerische als auch hauswirtschaftliche Leistungen und die Mitarbeiter kommen zu dem Pflegebedürftigen nach Hause.

Nach der ersten telefonischen Kontaktaufnahme mit einem ambulanten Pflegedienst in Ihrer Nähe kommt eine ausgebildete Altenpflegerin/Krankenschwester oder, je nach Bedarfslage, eine Hauswirtschafterin zu Ihnen nach Hause und bespricht mit Ihnen gemeinsam den Pflege- bzw. Hauswirtschaftsbedarf.

Seien Sie sich bereits im Vorfeld darüber im Klaren, dass die ambulanten Pflegedienste bei den »Verrichtungen des täglichen Lebens« (pflegerische Grundversorgung) gemäß den Vereinbarungen der Pflegekasse in Zeitkorridoren arbeiten, d. h., die Pflegefachkräfte kommen und arbeiten im Minutentakt, egal, ob das gerade in den Tagesablauf des Erkrankten passt oder nicht, und egal, ob die Zeit reicht (meist reicht sie nicht). Für persönliche Zuwendung, für die es ja zudem auch keinen »Zeitkorridor« und kein Geld gibt, ist kein Raum.

Da jede einzelne Pflegehandlung nicht nur eine festgelegte Pflegezeit, sondern auch einen festgelegten Preis hat, können

Sie zunächst nur die Leistungen wählen, die Sie bzw. Ihr Angehöriger brauchen und bezahlen kann. Dies gilt ebenso für die hauswirtschaftliche Versorgung. Medizinische Tätigkeiten (z. B. die tägliche Medikamentengabe, Verbandswechsel o. Ä.) brauchen Sie nicht zu bezahlen, das rechnen die Pflegedienste mit der Krankenkasse direkt ab. Sprechen Sie diesbezüglich mit ihrem Arzt über eine entsprechende Verordnung.

Wenn Sie feststellen, dass die gewählten Tätigkeiten nicht ausreichen oder vielleicht nicht notwendig sind, können Sie dies jederzeit ändern und dem ambulanten Pflegedienst mitteilen.

Minijobs im Haushalt

Sollten Sie über die vereinbarten Leistungen des ambulanten Pflegedienstes hinaus Hilfe benötigen, weil Sie z. B. eine Einladung zum Geburtstagskaffee annehmen möchten, jeden zweiten Dienstagabend zum Angehörigengesprächskreis/zur Selbsthilfegruppe gehen wollen oder einfach nur ein paar Stunden Zeit für sich brauchen, also eine Person benötigen, die für Ihren demenzkranken Angehörigen da ist, ihn beschäftigt, auf ihn »aufpasst«, ihn eventuell auch zu Bett bringt, lässt sich oft auch über einen »Minijob im Haushalt« bzw. 400-€-Job (Stand Januar 2006) eine geeignete Hilfe finden. Auch Hausarbeiten (Wäschewaschen, Bügeln, Putzen usw.) lassen sich oft solchen Hilfen übertragen. Diese, ebenso wie die »nette junge Frau aus der Nachbarschaft«, müssen Sie allerdings aus dem Pflegegeld-Topf entlohnen. Wenn das nicht reicht, müssen Sie aus eigener Tasche zuzahlen.

Private Pflegepersonen

Eine private Pflegeperson, die in der Lage wäre, eine echte Beziehung zu dem Erkrankten aufzubauen, auf ihn einzugehen, seine Eigenarten kennen zu lernen und diese im täglichen Umgang zu berücksichtigen, würden viele Alzheimerangehörige als DIE Lösung bei der Pflege ihres demenzkranken Angehörigen ansehen.

Doch der Pflegenotstand in Deutschland ist immer noch groß, ausgebildete AltenpflegerInnen werden kaum einmal dauerhaft arbeitslos. Allerdings verlassen AltenpflegerInnen im Durchschnitt bereits nach fünf Berufsjahren ihren Arbeitsplatz, weil sie ausgebrannt sind und sich nicht (mehr) mit dem Arbeiten nach Zeit bzw. den gewinnorientierten Zielen ihrer Arbeitgeber identifizieren können. Viele rutschen vorübergehend in die Arbeitslosigkeit, obwohl genau dieser PflegerInnenkreis eine Einzelbetreuung/Privatpflege als Ausweg aus ihrem Berufsdilemma gerne annehmen würde.

Aber auch für arbeitslose PflegerInnen gelten alle gesetzlichen Vorgaben, sobald diese ein festes Arbeitsverhältnis aufnehmen: Geregelte Arbeitszeiten (38,5 Stunden pro Woche), Einstiegslohn für eine Vollzeithaushaltshilfe (unterschiedlich je nach Bundesland zwischen 967,– und 1.177,– € brutto im Monat, je nach Qualifikation und Berufserfahrung auch deutlich höher, wovon die Kosten für Unterkunft und Verpflegung bis maximal 365,37 € angerechnet werden dürfen, Stand Januar 2006), Urlaubsregelungen, Lohnfortzahlung im Krankheitsfall, Kündigungsschutz, Steuern, Sozialabgaben und Versicherungen verschiedenster Art stellen im Normalfall für einen Erkrankten bzw. pflegenden Angehörigen unüberwindbare Hürden (Kosten) dar. Solange hier weder die Pflegekassen noch die Bundesagentur für Arbeit ein Ausgleichsmodell schaffen, bleibt diese Möglichkeit für eine Einzelperson meist unbezahlbar (mehr als 2.000,– € pro Monat).

Handelt es sich bei dem pflegenden Angehörigen vielleicht um den mit dem Erkrankten alt gewordenen Ehepartner, der möglicherweise selber nicht mehr ganz gesund und belastbar ist und nun die restlichen 129,5 Wochenstunden Pflegezeit allein bewältigen muss, dann bleibt fast nur der Weg ins Pflegeheim.

Haushaltshilfen

Soll der Weg ins Pflegeheim so lange wie möglich hinausgeschoben oder ganz vermieden werden, welche anderen Möglichkeiten bleiben dann den pflegenden Angehörigen, um Hilfe zu erhalten?

Die beste Informationsbörse über Hilfsangebote bietet das Internet. Doch vielen (oft älteren) Angehörigen, die demenzkranke Partner betreuen, fehlt der Zugang zum Internet bzw. sie haben keine Erfahrung damit. Über das Internet hinaus gibt es folgende Möglichkeiten, um selbst weitere Informationen zu erhalten:

- Deutsche Alzheimer Gesellschaft (s. Tel.-Nr. und Adressen im Anhang),
- Sozialstationen (bieten umfangreiche Beratung),
- Selbsthilfegruppen (meist für pflegende Angehörige), oft im Wohnort oder im Nachbarort.

Informationen über Haushaltshilfen, auch aus Osteuropa, erhält man am ehesten in den Selbsthilfegruppen, manchmal auch bei der Sozialstation am Ort. Es gibt auch einschlägige Vermittlungsagenturen für Osteuropa, die allerdings ausschließlich im Internet zu finden sind.

Doch ist seit dem 1. Januar 2005 die legale Beschäftigung von ausländischen Arbeitnehmern in deutschen Haushalten erlaubt, allerdings nur dann, wenn entsprechende Kräfte in Deutschland fehlen. Die örtliche Agentur für Arbeit prüft zunächst, ob eine Bedarfslücke besteht, d. h., ob die freie Stelle mit deutschen Arbeitskräften besetzt werden kann. Gibt es niemanden, dann kommen als ausländische Arbeitnehmer nur Personen ab dem 18. Lebensjahr und mit folgender Staatsangehörigkeit in Frage: Polen, Slowakische Republik, Slowenien, Tschechische Republik, Ungarn, Bulgarien und Rumänien.

Die ausländischen (osteuropäischen) Bewerber müssen weder berufliche noch sprachliche Qualifikationen erfüllen. Die Tätigkeit ist auf hauswirtschaftliches Arbeiten begrenzt. Die Pflege ist ausdrücklich verboten. Doch wo endet die Hausarbeit, wo beginnt die Pflege? Das Sozialgesetzbuch unterscheidet dazu konkret zwischen Grundpflege und hauswirtschaftlicher Versorgung. Zur **Grundpflege** gehören Körperpflege, Ernährung und Mobilität. Die **hauswirtschaftliche Versorgung** umfasst Tätigkeiten wie Einkaufen, Kochen und Putzen. Die ausländischen Haushaltshilfen dürfen »alle Arbeiten verrichten, für die man keine medizinischen Vorkenntnisse braucht«. Körperpflege und Hilfe bei der Ernährung seien in diesem Rahmen durchaus zulässig. Dasselbe gilt für die Unterstützung bei der Mobilität des Patienten, wie z. B. die Hilfe beim Treppensteigen oder beim Aufstehen. Für Tätigkeiten wie z. B. das Verabreichen von Medikamenten seien hingegen medizinische Vorkenntnisse notwendig.

Der an einer ausländischen Hilfskraft interessierte Angehörige (Arbeitgeber) muss zunächst ein Stellenangebot für eine Haushaltshilfe bei der örtlichen Agentur für Arbeit einreichen und nachweisen, dass die zu betreuende Person eine Pflegeeinstufung hat. Kennt er einen geeigneten ausländischen Bewerber für die Stelle namentlich, dann kann er diesen der Arbeitsagentur benennen. Andernfalls schlägt die ZAV (Zentralstelle für Arbeitsvermittlung) einen Kandidaten vor. Der osteuropäische Arbeitnehmer musste sich zuvor beim Arbeitsamt seines Herkunftslandes beworben haben.

Die legale Vermittlung erfolgt über die ZAV und die Arbeitsverwaltungen in den Herkunftsländern der Arbeitnehmer. Sie ist für ausländische Hilfskräfte kostenfrei (Ausnahme: Bulgarien und Rumänien). Die Vermittlungsdauer hängt vom Herkunftsland der arbeitswilligen Person ab. Sie kann bis zu sieben Wochen dauern.

Wenn eine geeignete Hilfe gefunden ist, wird ein zweisprachiger Arbeitsvertrag angefertigt, der gleichzeitig über die örtliche Arbeitsagentur in Deutschland und das Arbeitsamt im Herkunftsland der Hilfskraft läuft.

In diesem Arbeitsvertrag müssen die gleichen Bedingungen wie für eine entsprechende deutsche Arbeitskraft vereinbart werden (z. B. 38,5-Std.-Woche, deutscher Mindestlohn, Urlaubsregelung usw.). Die legale Beschäftigung ist zunächst auf drei Jahre angelegt. Kommen die Haushaltshilfen aus EU-Staaten, können sie nach zwölfmonatiger ununterbrochener sozialversicherungspflichtiger Beschäftigung eine unbefristete EU-Arbeitsberechtigung erhalten. Dazu reicht ein einfacher Antrag bei der örtlichen Agentur für Arbeit. Dann darf der/die osteuropäische Arbeitnehmer/-in zeitlich unbegrenzt arbeiten (außer für Bulgaren und Rumänen).

Es ist möglich, mehrere ausländische Arbeitnehmer für einen kürzeren Zeitraum hintereinander anzustellen – etwa für drei Monate. Allerdings muss der Arbeitgeber bei jedem Beschäftigungsabschnitt einen neuen Antrag bei der Agentur für Arbeit stellen – und der Vermittlungsvorgang beginnt von neuem.

Das Lohngefälle zwischen den osteuropäischen EU-Staaten und Deutschland ist immer noch so immens groß – in Polen z. B. verdient eine Lehrerin oder ein Bäckermeister 300,– bis 400,– € pro Monat –, dass es sich für diese Personen sogar lohnen würde, während ihres Jahresurlaubs in Deutschland zu jobben, um in dieser Zeit 3–4 Mal so viel zu verdienen wie bei sich zu Hause.

Auch die Versuchung, dies ohne die ZAV einfach zu tun, ist immens groß, sowohl für die ausländischen Personen als auch für verzweifelte deutsche pflegende Angehörige.

Nicht wenige osteuropäische Frauen nutzen dies, um deutschen Angehörigen bei der Haushaltsführung bzw. der Pflege ihres erkrankten Familienmitgliedes behilflich zu sein. Viele machen ihre Sache wirklich mit Hingabe und Engagement und werden dann auch gerne in Selbsthilfegruppen oder bei anderen Betroffenen weiterempfohlen.

Ebenso viele pflegende Angehörige in Deutschland suchen entweder im Internet, über die Selbsthilfegruppen oder andere, private Beziehungen ausländische Hilfen, die ihnen bei der

Hausarbeit und Betreuung des erkrankten Angehörigen zur Seite stehen.

Links:
www.zdf.de/ZDFde/inhalt/28/0,1872,2253180,00.html
www.br-online.de/daserste/report/archiv/2004/00174/
www.wz-newsline.de/sro.php?redid=84963
www.epd.de/sozial/2001/11pflege.html
www.hausfrauenbund-hessen.de/710.html
www.diakonie-hessen-nassau.de/DWHN/publikat/indertat/302.pdf

5 »Dann muss ich aufpassen, dass ich nicht aus der Fassung gerate«

Cornelia B. mit demenzkranker Mutter, 83

Seit einem Dreivierteljahr steht es auch ärztlicherseits fest: Meine Mutter hat eine »Altersdemenz«. Seitdem frage ich mich, wer hat jetzt das Problem?

Sie jedenfalls fühlt sich pudelwohl und leidet keineswegs. Aber so souverän, wie sie immer tut, ist sie eben doch nicht. Wenn sie *das* wenigstens einsehen würde!

Es ist schwierig für uns alle, ihr ihre Bedürftigkeit selber klar zu machen. Besonders was das Geldausgeben anbelangt. Seit mein Vater gestorben ist, genießt sie es, jetzt endlich Geld ausgeben zu dürfen, ohne vorherige Abstimmung und ohne die Gefahr, sich Kritik anhören zu müssen. Sie kaufte eine neue Couchgarnitur, ließ neues Parkett im Wohnzimmer verlegen, kaufte teure Kleidung und auch immer großzügige Geschenke für mich und meine beiden Kinder, ihre Enkelkinder. Anfangs freute ich mich über ihre neue Großzügigkeit, bis ich jedoch feststellen musste, dass es meine Mutter reichlich übertrieb, denn sie hatte im Sommer plötzlich das Konto enorm überzogen. Auf die Frage, ob sie denn wüsste, wie viel Geld sie noch auf dem Konto hätte, gab sie mir statt des Saldos, unten rechts auf dem Kontoauszug, irgendeine Registriernummer an. Also, sie versteht den Kontoauszug nicht mehr.

Neben dem extremen Geldverhalten vernachlässigt meine Mutter zunehmend den Haushalt, d. h., das Marmeladetöpfchen vom Frühstück steht abends noch herum, ohne Deckel natürlich, auch die Butter oder die Milch. Sie kauft plötzlich Fleisch in Mengen und kocht riesige Braten, die sie dann mindestens ein paar Tage essen müsste, aber am nächsten Tag hat sie Lust auf Lachsnudeln, dann werden die halt gekocht, der Braten verschimmelt. Überhaupt ist ein Riesenproblem der Kühlschrank: Da lagern plötzlich TK-Pizzas, die dann vergammeln, und es gibt Unmengen an Lebensmitteln, die alle schlecht werden, weil sie einfach viel zu viel kauft. Die dadurch angelockten Fruchtfliegen oder Motten in Küche/Kühlschrank/Schränken findet meine Mutter leider normal und findet im Gegenteil uns sonderbar, weil wir (mein Mann, unsere Kinder) das eklig finden. Wenn ich mir ihre Küche anschaue, wird es mir regelmäßig schlecht, doch sie sieht die katastrophalen Zustände einfach nicht. Ich versuche Ruhe zu bewahren, dann bricht es doch aus mir heraus, dass ich ihr den total verschmutzten Backofen zeige und anfange zu schimpfen.

Als meine Mutter für einige Wochen bei mir war, machte ich mit ihr die längst fälligen Arztbesuche. Sie bekam zu ihrem Medikament wegen ihrer Altersdemenz noch ein neues vom Urologen wegen der Blasenschwäche. Zusammen mit noch zwei anderen Medikamenten kam sie nun überhaupt nicht mehr zurecht. Ich beobachtete sie morgens bei der Tabletteneinnahme und stellte fest, dass sie es einfach nicht mehr hinbekam. Ich guckte mir das eine Weile lang an, wir bekamen sogar Streit, weil ich es nicht mehr mit ansehen konnte und leider ausgerastet bin, weil sie den Tablettenplan, den wir erstellt hatten, nur noch stereotyp herunterplappern konnte. Fragte ich sie: »Welches Medikament nimmst du nur abends?«, bekam ich als Antwort nur: »Also, morgens …, mittags … und abends …!«

In der Apotheke kaufte ich dann eine Medikamentenwochenbox. Damit klappte es nur kurzfristig besser. Als sie die Box wieder neu bestücken wollte, jedoch die Tage nicht in richtiger Reihenfolge platzieren konnte, habe ich leider auch meine Nerven verloren und habe fürchterlich mit ihr geschimpft und ihr böse Worte ans Ohr geknallt, dass sie das nicht mehr hinbekäme, woraufhin meine Mutter zu weinen anfing. Ich nahm dann sogar ihre Finger in die Hand und sagte, ich möchte diese Finger dieses nicht mehr machen sehen. Die Box bestücke nur noch ich, sagte ich ihr. Ich dachte, das hätte sie jetzt verstanden. Leider wiederholte sich das an den darauf folgenden zwei Morgen. Es ging einfach nicht so weiter, und von da an übernahm die Sozialstation die Medikamentengabe.

Meine Mutter, eine früher durchaus differenzierte und anteilnehmende Frau, ist sehr oberflächlich geworden. Das macht mich sehr traurig. Sie spricht nur noch über Promiklatsch und nimmt immer weniger an unserem Alltag teil. Auch meine Kinder (10 und 11 Jahre alt), die sie sehr liebt, merken, dass Omi nicht mehr so auf sie zukommt wie früher. Die Kinder nach der Schule fragen, nach Wünschen oder so, Bücher vorlesen oder Geschichten lesen, das macht sie nicht mehr. Stattdessen sitzt sie da und »liest« ein Buch. Aber wenn man sie nach dem Inhalt fragt, dann weiß sie nie eine richtige Antwort, sondern rattert den Klappentext herunter. Das ist schon ziemlich schlau. Ihre Raffinesse steigt immer mehr! Überhaupt ist das ein weiterer wichtiger Punkt im Rahmen ihrer Veränderung. Die Raffinesse im Erfinden von Ausreden, weil, warum und wieso etwas nicht geklappt hat. Ich bin dann immer sprachlos. Wenn ich die Sprache jedoch auf Alltäglichkeiten wie Haushalt bringe, verfällt sie wieder in Plattitüden. Manchmal frage ich mich konkret, warum sie den Dreck z. B. auf der Terrasse nicht sieht, als ich sie bat, doch einmal zu kehren. Als sie nämlich fertig mit Kehren war, sah es nicht viel besser als vorher aus. Darauf angesprochen, sagte sie, was ich denn hätte, sähe doch alles super aus!

Das wirklich Verzwickte ist, dass die Demenz meiner Mutter auf den ersten Blick nicht sichtbar ist. Viele, die sie sehen, denken, die ist aber noch fit, walkt 2-mal täglich mit den Nordic-Walking-Stöcken, beherrscht perfekt den Smalltalk, fährt selbst bei Eis und Schnee noch Auto. Sie wirkt auch nie hilflos, sie sagt nie: »Oje, das kann ich aber gar nicht« oder »Ich bin ja so vergesslich«. Hinter die Kulissen sieht man ja nicht, das heißt, nur andere nicht, ich sehe schon alles, und genau das bringt mich ja zur Verzweiflung. Dann muss ich wirklich aufpassen, dass ich nicht aus der Fassung gerate: Wenn sie z. B. nur ein einziges Nachthemd in der Waschmaschine wäscht, aber alle Unterhosen mit der Hand auswäscht. Wenn der Briefkastenschlüssel seit Monaten vermisst wird und ständig andere Methoden angewandt werden, um an den Briefkasteninhalt zu kommen. Wenn sie morgens wegen Vanillezucker 7 km in die Stadt fährt, mittags für Milch und abends für Slipeinlagen etc. Ich fordere sie auf, einen Einkaufszettel zu schreiben, aber dann liegen dauernd viele Zettel verteilt herum. Das Haushaltsbuch, das sie führen soll, wird nicht mehr geführt und sie kann sich absolut nicht erinnern, wofür sie das ganze Geld ausgegeben hat. Rechnungen werden nicht mehr abgeheftet, sondern in den Müll geworfen. Ich mache es ihr immer wieder klar, dass man Rechnungen aufbewahrt, auch wegen Garantien und für die Einkommensteuererklärung …

Wann lerne ich endlich, das so zu akzeptieren, dass es einfach nicht mehr besser geht?

Info: Hilfe bei der täglichen Begleitung Demenzkranker – Validation

Täglich erleben Sie, wie Ihr demenzkranker Angehöriger in einer so ganz anderen Welt als Sie selbst lebt. Die Realität, wie Sie sie kennen und sich selbstverständlich darin zurechtfinden, ist für Ihren Angehörigen oft erschreckend, haltlos und Angst einflößend. Alles, was ihm einmal Sicherheit bot, wie der geregelte Tagesablauf durch den Beruf oder das Führen eines Haushalts und das Sorgen für eine Familie, das fehlt nun im alltäglichen Leben des Demenzkranken. Er sucht und sehnt sich jedoch nach dieser so wohl bekannten Sicherheit. Doch er erlebt eine sehr verwirrende Welt, die ihn so aus dem Gleichgewicht bringt.

Der Betroffene ist nicht in der Lage, dieses »neue Leben« zu verstehen, denn durch seine Demenzerkrankung hat er zunehmend die Fähigkeit verloren, logisch zu denken und rational zu handeln. Dazu kommt (meist) der körperliche Abbau durch das Altern, das Hören und Sehen lassen nach, die Beweglichkeit ist eingeschränkt. Der demenzkranke Mensch zieht sich in seine Welt zurück, denn die »Welt da draußen« überfordert ihn.

Was ihm aber geblieben ist und was weiter bestehen bleibt, ist seine Wahrnehmung auf seiner Gefühlsebene. Er spürt sehr deutlich Ihre Unruhe und Ungeduld, wenn ihm etwas nicht gelingt. Er spürt, dass er etwas »falsch« gemacht hat, weiß aber nicht, was. Er kann den Erwartungen, die Sie oder »die Umstände« an ihn stellen, nicht erfüllen. Und er fühlt sich ganz und gar verlassen, wenn Sie nicht da sind, auch wenn Sie nur eben aus dem Zimmer gegangen sind, um zur Haustür zu gehen, weil es geklingelt hat.

Demenzkranke erleben ihre ganz eigene Wirklichkeit, die mit Ihrer Realität, ganz rational betrachtet, nur wenig gemeinsam hat. Die Betroffenen erleiden den Verlust ihres vertrauten Lebens und damit ihres Selbstwertgefühls. Auf der Suche nach ihrem Gleichgewicht ziehen sie sich in eine Zeit zurück, in der sie aktiv waren, ihren sprichwörtlichen Mann standen bzw. als Frau der Dreh- und Angelpunkt von Haus und Familie waren.

Wie jeder Mensch will auch der Demenzkranke sich sicher und geborgen fühlen, geliebt sein und Akzeptanz erfahren. Er will spüren, dass er nützlich ist und gebraucht wird. Er will seine Bedürfnisse ausdrücken und leben.

Das alles kann er jedoch nicht in der »wirklichen« Wirklichkeit, in der Realität, die Sie als Gesunder kennen. Anstatt in der

Realität lebt Ihr demenzkranker Angehöriger in gefestigten Erinnerungen aus seinem »früheren Leben«. Er kommuniziert nicht mit Worten und Sätzen, so wie es Ihnen in Ihrem Leben selbstverständlich ist. Sondern er drückt seine Eindrücke und Empfindungen womöglich über Bewegungen aus oder mit Wortverdrehungen, Fantasiewörtern oder Satzfetzen oder Handlungen und Aussagen, die Sie im Moment nicht nachvollziehen können.

Für Sie als begleitenden Angehörigen gibt es einen Weg, sich in diese ganz eigene Welt Ihres Angehörigen einzufinden, um ihm die Würde, Sicherheit und Wärme zu geben, nach der er so beharrlich sucht.

Validation ist eine Möglichkeit, Ihrem demenzerkrankten Angehörigen mit Anerkennung und Wertschätzung zu begegnen und ihn in seiner Würde zu bestätigen. Sie ist eine Haltung, mit der Sie zeigen, dass Sie Ihr Gegenüber akzeptieren, so wie es ist.

Mit Hilfe von Validation ist es auch möglich, herauszufinden, was sich hinter dem Verhalten Ihres demenzerkrankten Angehörigen verbirgt. Validation ist eine Methode, die Sie anwenden können, um Ihren Erkrankten zu verstehen, mit ihm »in seiner Sprache« zu kommunizieren, um ihm dadurch Stabilität, Achtung und Sicherheit zu geben.

Validation

ist die Bezeichnung für eine innere Haltung bzw. Methode, deren Anwendung Ihnen und Ihrem demenzkranken Angehörigen helfen kann, stressfreier den Alltag zu bestehen.

Sie stützt sich auf die Erkenntnis,

- dass Demenzkranke eine andere Sicht der Wirklichkeit haben (s. o.),
- und akzeptiert Demenzkranke so, wie sie sind.

Ihre Welt als gesunder Mensch ist klar strukturiert, denn Sie können sie durch die Augen des Intellekts betrachten und sich entsprechend in ihr bewegen. Ihr demenzkranker Angehöriger hingegen verliert immer weiter das, was ein zielgerichtetes Handeln möglich macht: Einmal Gelerntes wird vergessen, Erlebtes geht verloren, Gewesenes wird nicht erinnert, in die Zukunft gerichtetes Vorgehen nicht mehr bewältigt und die Realität nicht mehr erkannt.

Wenn Sie nun davon ausgehen, dass Ihr Angehöriger auf Grund seiner Demenz

- keine logischen Zusammenhänge mehr erkennen kann,
- keine folgerichtigen Schlüsse mehr ziehen kann und
- nichts mehr hinzulernen kann,

dann ist es nur konsequent, dass Ihr demenzkranker Angehörigen die Anforderungen, die die Umstände bzw. Sie an ihn stellen, nicht (mehr) erfüllen kann.

Beharren Sie nun auf »Richtigkeit« und kritisieren/korrigieren Sie sein fehlerhaftes Verhalten, dann fühlt sich der Demenzkranke verunsichert, unverstanden und abgewertet. Die Folge: Er kämpft. Er kämpft darum, so angenommen zu werden, wie er eben ist (er wird »aggressiv«). Sie hingegen können und wollen einfach nicht akzeptieren, dass er jetzt *so* ist. Er soll so sein, wie er immer war. Er soll die Welt »richtig« sehen und sich »richtig« darin bewegen. Und wie das geht oder zu sein hat, das zeigen oder sagen Sie ihm jetzt (Sie werden wütend).

Aber: Ihr demenzkranker Angehöriger sieht die Welt nicht mehr mit Ihren Augen. Er sieht die Wirklichkeit mit *seinen* Augen. Die beiden Weltsichten prallen aufeinander (die Situation eskaliert).

In der Validation geht es um eine innere Haltung der Pflegeperson, die den Demenzkranken grundsätzlich so annimmt, wie er eben ist. Nicht nur die Defizite werden akzeptiert, sondern der ganze Mensch *mitsamt* seinen Defiziten wird akzeptiert. So, wie der Demenzkranke in der Welt steht, so wird er angenommen und wertgeschätzt. Und das, was er sagt oder tut, ist *für ihn*, aus *seiner* Realität heraus, wahr.

Das Prinzip der Validation:
Das Gefühl des Erkrankten ist der Antrieb seines Tuns. Gefühl steht anstelle des Intellektes. Das heißt: Eine Äußerung oder eine Handlung wird von dem Demenzkranken *gefühlsmäßig* durchgeführt. Eine Begründung für seine Äußerung oder sein Handeln kann der Betroffene nicht geben.

Beispiel:
Der Kühlschrank des Betroffenen quillt über vor (unnützen) Lebensmitteln.

Das dahinter stehende Gefühl dieses Kaufverhaltens:
Sorge, Vorsorge, denn: Der Betroffene schafft Vorrat.

<table>
<tr><th>Bisheriges Verhalten des Angehörigen</th><th>Reaktion für den Betroffenen</th></tr>
<tr><td colspan="2">Der Angehörige versucht, den Betroffenen an der Realität zu orientieren. Er zeigt ihm, was er »falsch« gemacht hat; damit setzt er sich über den Betroffenen und macht ihn klein:</td></tr>
<tr><td>»Sieh mal, da stapeln sich schon wieder die Pizzas.«</td><td>Fühlt sich kritisiert.</td></tr>
<tr><td colspan="2">Der Angehörige stellt dem Betroffenen Fragen, die er nicht beantworten kann. Er kann sich beim Kauf auch nicht erinnern und es ist ihm gar nicht wichtig, was sich zu Hause noch im Kühlschrank befindet:</td></tr>
<tr><td>»Warum hast du denn wieder so viel gekauft, du hattest doch noch Unmengen?«</td><td>Fühlt sich »ertappt«.</td></tr>
</table>

Bisheriges Verhalten des Angehörigen	Reaktion für den Betroffenen
Wenn der Betroffene im Lebensmittelladen steht, weiß er nur, dass er Vorsorge treffen will. Was gestern diesbezüglich besprochen wurde, erinnert er nicht.	
»Ich habe dir doch gestern erst gesagt, du sollst nicht wieder so viel einkaufen.«	Fühlt sich bevormundet.
Der Angehörige entscheidet nun für den Betroffenen und spricht ihm selbstbestimmtes Handeln ab:	
»Ich sag jetzt dem Kaufmann, dass er dir einfach keine Pizzas mehr geben soll.«	Fühlt sich entmündigt und blamiert.

Validierendes Verhalten des Angehörigen	Folge für den Betroffenen
Der Angehörige stellt, ohne Kritik zu üben, den Sachverhalt fest:	
»Du hast reichlich Pizzas im Kühlschrank.«	Bestätigt den Sachverhalt, ohne sich rechtfertigen zu müssen.
Der Angehörige versetzt sich in die Lage des Betroffenen und versucht, den emotionalen Antrieb für den Einkauf zu verstehen:	
»Für alle Fälle?«	Fühlt sich verstanden.

Validierendes Verhalten des Angehörigen	Folge für den Betroffenen
Der Betreuer knüpft an dem positiven Gefühl des Verstandenwerdens des Betroffenen an:	
»Wir haben ja früher oft Freunde mitgebracht, da war immer was zu essen da.«	Fühlt sich wertgeschätzt, bestätigt und freut sich.
Die Stimmung ist freundlich:	
»Weißt du noch, erzähl doch mal …«	Erfährt Rechtfertigung seines vergangenen Lebens.

Das Aussortieren schlecht gewordener Lebensmittel kann dann in Ruhe mit dem Betroffenen zusammen vorgenommen werden. Auch hier ist es wichtig, sich und dem demenzkranken Angehörigen abwertende Kommentare zu ersparen und den Betroffenen nicht zu kritisieren. Greifen Sie notfalls auf eine Notlüge zurück: »Ich würde gerne ein paar Pizzas mitnehmen, die Jungs bringen nämlich morgen ihre Freunde mit zum Essen. Da bin ich froh, wenn ich etwas vorrätig habe. Du weißt ja, was die alles verdrücken können.«

Eine Notlüge ist dann »erlaubt«, wenn sie dazu beiträgt, dass Ihr Angehöriger sich weiterhin angenommen und ernst genommen fühlen kann. Nicht zu rechtfertigen sind grundsätzliches Zustimmen und grundsätzliches Rechtgeben. Wer dem anderen grundsätzlich Recht gibt, zeigt, dass er ihn nicht wertschätzt. Er zeigt, dass er es nicht für wert erachtet, den Betroffenen ernst zu nehmen. Nichts wirkt uninteressierter als ein beiläufiges »Ja, ja« oder »Ist schon gut«. Mit einer kleinen, anteilnehmenden Äußerung, die die Gefühlslage des Betroffenen bestätigt, fühlt sich Ihr demenzkranker Angehöriger wertgeschätzt und kann seine Würde wahren.

Woher nun können Sie wissen, welches Gefühl jetzt gerade in Ihrem demenzkranken Angehörigen wohnt, welches Gefühl ihn zu »unsinnigen« Äußerungen oder Handlungen bewogen haben könnte?

Versuchen Sie, die Welt aus den Augen des Betroffenen zu betrachten. Sie als sein Angehöriger kennen auch einen Großteil des Lebens des Erkrankten, kennen seine Biografie und wissen um sein »So-Sein«. Stellen Sie sich in seine »Gefühls«-Schuhe und versetzen Sie sich in seine Lage.

Beispiele:

- Der Briefkastenschlüssel ist »verschwunden«.
  (Der Demenzkranke hat ihn verkramt, weiß aber nicht mehr, wohin. Sie werden den Briefkastenschlüssel weder durch Fragen noch durch Suchen finden.)
  Möglicher Kommentar: »Post zu bekommen ist was Schönes. Manchmal ist auch etwas Wichtiges dabei. Da muss man schon aufpassen, dass kein anderer an den Briefkasten kommt.«
  Mögliche Lösung: »Ohne Post ist man abgeschnitten von der Welt. Wir sagen dem Briefträger, er soll klingeln, wenn er was hat.«
- Der Demenzkranke klagt: »Ich will nach Hause!«
  (Er *ist* zu Hause, befindet sich in seiner Wohnung, die er seit 30 Jahren bewohnt.)
  Möglicher Kommentar: »Zu Hause ist es immer noch am schönsten.«
  Mögliche Lösung: Gespräch darüber, dass das Zuhause durch nichts zu ersetzen ist.

Validationsregeln:

Alles, was Ihr demenzkranker Angehöriger sagt oder tut, hat *für ihn* einen Sinn. Dieser Sinn liegt in seinem Gefühl begründet. Deswegen ist er am ehesten auf seiner Gefühlsebene zu erreichen.

- Versuchen Sie zu ergründen, welches Gefühl hinter der Aussage oder Handlung des Demenzkranken liegt,
- lassen Sie dieses Gefühl zu, nehmen Sie es an und wertschätzen Sie Ihren demenzkranken Angehörigen *mit* diesem Gefühl,
- machen Sie dem Betroffenen deutlich, dass Sie sein Gefühl verstanden haben (spiegeln), machen Sie ihm sein Gefühl nicht klein oder korrigieren/kritisieren Sie es nicht,
- machen Sie dem Demenzkranken deutlich, dass Sie vor diesem Gefühl auch seine Handlung oder Aussage verstehen.
- Stellen Sie Fragen – Wer, was, wo, wann.
  Der Demenzkranke kann antworten, erzählen, sich erinnern.
  Aber fragen Sie nicht: Warum?
  Um eine Warumfrage zu beantworten, benötigt Ihr demenzkranker Angehöriger eine Vielzahl von intellektuellen Fähigkeiten, die ihm aber abhanden gekommen sind.
- Knüpfen Sie an seine Biografie an. Geben Sie Ihrem Angehörigen die Möglichkeit, über sein vergangenes Leben zu sprechen. Die Gefühle, die hinter seinen Handlungen und Äußerungen liegen, haben *immer* mit dem Leben des Betroffenen zu tun.
- Seien Sie »echt«. Echtheit können Sie erlernen. Indem Sie Ihren demenzkranken Angehörigen so annehmen und wertschätzen, wie er *jetzt* ist.

Literatur: siehe Anhang.

6 »Wie ich eine Selbsthilfegruppe gründete«

Wilfried G., 69, mit Ehefrau, 65, Diagnose: Alzheimer seit 6 Jahren

Als bei meiner Frau vor sechs Jahren die Alzheimer-Demenz festgestellt wurde, da dachte ich sofort: »Selbsthilfegruppe suchen!« Und da es für Alzheimerpatienten und ihre Angehörigen in unserer Gegend noch keine gab, habe ich eben selbst eine gegründet.

Wie ich das gemacht habe?

Wie immer bei Wissensdefiziten suche ich erst einmal im Internet unter www.-Stichwort, also »Alzheimer«. Dort habe ich ganz vorne »Alzheimerforum« entdeckt. Selbiges habe ich angeklickt und dort so viele Informationen rund um die Krankheit und über alle Begleiterscheinungen gefunden, wie ich nur brauchte.

Der nächste Gang war der ans Telefon: Lange musste ich mich durchfragen, bis ich an der richtigen Adresse war: das Gesundheitsamt des Kreises. Nach meiner direkten Anfrage, ob es im Landkreis eine Selbsthilfegruppe für Angehörige von Demenzkranken gibt, erfuhr ich, dass dies zwar noch nicht der Fall sei, immerhin gebe es aber eine »Informations- und Kontaktstelle für Betreuung der Selbsthilfegruppen«. Die sei für alle da.

Die Dame von der Kontaktstelle konnte mir berichten, dass die Alzheimer Gesellschaft im Begriff sei, sich um die Gründung einer »Alzheimer Gesellschaft Thüringen« zu bemühen. Nach einem weiteren Anruf, diesmal direkt bei der Hauptstelle der Alzheimer Gesellschaft in Berlin, bekam ich eine Einladung zur Gründungsveranstaltung nach Erfurt. Dort, im Festsaal des Rathauses, wurden das Konzept der Alzheimer Gesellschaft und das Vorgehen bei der Gründung eines Regionalverbandes vorgetragen.

Ich erfuhr, dass eine Selbsthilfegruppe neben dem eigentlichen Gründer auch einen Leiter braucht, der in jedem Fall Betroffener sein muss. Beides kann in den Händen einer Person liegen. Immer unter der Voraussetzung, diese Person ist betroffen. Im Falle »Demenz« also ein Angehöriger eines Betroffenen. In unserem Falle also ich.

Eine dort ebenfalls anwesende Bekannte, im Gesundheitswesen beschäftigt, erklärte sich sofort bereit, für eine solche Selbsthilfegruppe tätig zu werden. Nach entsprechenden Vorbereitungen gab sie der Tageszeitung einen Pressetext mit Hinweis auf die Eröffnungsveranstaltung. Dazu hatte sie auch einen Vortragenden aus einem Pharmaunternehmen gewinnen können, so dass sich eine breitere Öffentlichkeit angesprochen fühlen konnte.

Einige wenige Interessenten waren zu dieser Veranstaltung gekommen. Aber zu dem Folgetreffen nach vier Wochen kamen nur noch zwei Ehepaare. Meine Frau und ich waren eins davon. Ganz, ganz langsam hat sich die Zahl bis heute auf acht Personen plus jeweils einen (erkrankten) Ehepartner erhöht. Ein mühsames Unterfangen bei einer Einwohnerzahl von nur 4.050.

Das Wichtigste an einer Selbsthilfegruppe sind die regelmäßigen Treffen, wo man seine Erfahrungen, Frustrationen, aber auch schönen Erlebnisse austauschen kann. Man kann sich auf diese Weise so näher kommen, dass sich Freundschaften und Hilfsbereitschaft bilden. Man stützt sich gegenseitig, kann reden, zuhören, Ratschläge erteilen und empfangen, Erfahrungen weitergeben oder auch gemeinsame Aktivitäten planen und durchführen.

Wir veranstalten monatlich ein Treffen, immer in den gleichen Räumen eines hiesigen Pflegeheims, das uns diese Räume zur Verfügung stellt. Bis vor kurzem waren unsere Betroffenen immer mit anwesend. Inzwischen jedoch werden die demenzerkrankten Angehörigen jetzt in eben diesem Pflegeheim für die Zeit unseres Zusammenseins kostenlos fachgerecht betreut und beschäftigt.

So ist allmählich über 3–4 Jahre die Selbsthilfegruppe gewachsen, hat sich gefestigt und ist für Betroffene und ihre Angehörigen ein wichtiger Bezugspunkt im Leben geworden. Dieses Beispiel hat mich ermutigt, auch in den Nachbarkreisen tätig zu werden.

Die nächsten Selbsthilfegruppen für Demenzerkrankte und ihre Angehörigen sind schon teils in Planung, teils im Entstehungsprozess, teils bereits tätig.

Plädoyer für den Beitritt zu einem Gesprächskreis/Selbsthilfegruppe für pflegende Angehörige

Die meisten Angehörigen von Demenzerkrankten sind mit ihren Sorgen und Nöten in der Regel ganz auf sich allein gestellt. Viele Menschen aus dem Bekanntenkreis, der Nachbarschaft oder selbst Anverwandte wissen »irgendetwas« über Demenz und Alzheimer, viele haben auch gut gemeinte Ratschläge parat. Doch was es wirklich heißt, mit einem demenzerkrankten Menschen zusammenzuleben, ihn zu pflegen und rund um die Uhr zu betreuen, dabei vielleicht ganz auf sich allein gestellt zu sein, das können nur gleichfalls Betroffene wissen. Deshalb ist es so hilfreich, sich mit Betroffenen regelmäßig zu treffen und auszutauschen.

Fast überall in Deutschland bestehen bereits Selbsthilfegruppen für Demenzkranke und ihre Angehörigen bzw. entsprechende Gesprächskreise (s. Adressenteil im Anhang).

»Warum bin ich da nicht viel eher hingegangen?«

Folgende Gründe dafür können ausschlaggebend sein:

»Bis jetzt ging es ja immer noch. Irgendwie bin ich zurechtgekommen; wer will denn wirklich etwas von meinen Problemen mit Alzheimer wissen; da muss ich alleine durch; wer soll mir denn da schon helfen können?«,

und auch:

- Angst, sich in der Gruppe öffnen zu müssen;
- Ungewissheit über das, was auf einen zukommt;
- Unbehagen über die Menschen, die einem begegnen;
- Angst vor den eigenen Gefühlen;
- Angst vor der Belastung durch andere Erzählungen.

Also wenn seelische Konflikte und körperliche Beschwerden zu groß werden, wenn das »Sichzusammenreißen« nicht mehr funktioniert, dann geht es doch: Man traut sich und geht hin.

Und wenn diese ersten Unsicherheiten überwunden sind, kommt zunächst die Erkenntnis, dass

- ein sanfter, vorsichtiger Einstieg in das Gruppengeschehen wichtig und notwendig ist, um Vertrauen zu fassen und sich langsam »vorzuwagen«;
- die ersten Sitzungen anstrengend sind und dass gerade in dieser Zeit Einzelgespräche möglich sein sollten.

Dann kommt die Entlastung durch die Gruppe:

»Ich kann Ruhe finden.«

»Ich kann etwas hier lassen.«

»Ich finde Ohren, um etwas loswerden zu können, was andere nicht hören wollen.«

»Keiner redet mit anderen darüber.«

»Dass alle betroffen sind, tut mir gut.«

»Leitung ist wichtig.«

»Jeder kann ausreden, nie wird man unterbrochen und man kann alles auch immer wieder sagen.«

»Ich bekomme bei Bedarf auch Rat und Antworten.«

»Ich werde verstanden.«

»Ich fühle mich geborgen und in den Arm genommen.«

»Hier kann ich endlich alles loswerden.«

»Durch Übungen (meditative Bilderübungen und Malen) habe ich viel über mich erfahren.«

»Mein Mann sieht, dass es ohne den Gesprächskreis nicht geklappt hätte mit der Pflege.«

»Ich kann hier bleiben, solange ich möchte.« (Auch Trauerarbeit gehört dazu: »Hier fühle ich mich wohl, zum Trauern möchte ich nicht in eine andere Gruppe.«)

Darüber hinaus hat sich gezeigt, dass
- die Zusammenarbeit mit einer Sozialstation sinnvoll und hilfreich ist;
- dass kontinuierliche professionelle Begleitung und Beratung der pflegenden Angehörigen nötig sind, um Pflege auf Dauer leistbar zu machen.

Gemeinsamer Beitrag des Gesprächskreises für pflegende Angehörige des Diak. Werkes Oldenburg-Land in Zusammenarbeit mit der Ev. Erwachsenenbildung Oldenburg »Für andere da sein – ohne sich selbst zu vergessen«

Info: So gründen Sie eine Selbsthilfegruppe

Wer keine/n bereits bestehende/n Selbsthilfegruppe/Gesprächskreis für Demenzkranke und ihre Angehörigen in seiner Nähe hat und deswegen selber eine/n solche gründen möchte, dem sollen diese Tipps erste Anhaltspunkte zum Vorgehen liefern.

Erste Überlegung

Eine Selbsthilfegruppe zu gründen braucht enorm viel Zeit, Mut, Beharrlichkeit und Durchhaltevermögen. Nur, wenn Sie über dies alles verfügen, sollten Sie sich an das Unternehmen »Gründung einer SHG« wagen. Erste Hilfestellung dabei kann Ihnen NAKOS (s. Adressenteil im Anschluss) geben.

Betroffene finden

- Wen wollen Sie ansprechen?
  Angehörige,
  - die zu Hause pflegen,
  - die ein erkranktes Familienmitglied haben, aber nicht oder nur selten pflegen,
  - deren demenzerkranktes Familienmitglied im Pflegeheim ist,
  - die einen Demenzerkrankten gepflegt haben, der aber inzwischen verstorben ist.

Wo und wie können Sie diese finden?

- Sie hängen Plakate in Apotheken, Arztpraxen, Gemeindezentren, Einkaufszentren auf.
- Sie verteilen Faltblätter.
- Sie geben eine Zeitungsnotiz in Auftrag.
  Dort muss verzeichnet sein:
  - wer der Initiator ist,
  - welches Interesse er hat,
  - welche Ziele er verfolgt,
  - wen er willkommen heißt,
  - wo das erste Treffen stattfinden soll,
  - Name und Tel.-Nr. für Rückfragen.

Wo soll das erste Treffen stattfinden?

Das erste wie auch alle weiteren Treffen sollen nicht bei Ihnen oder in einer anderen privaten Wohnung stattfinden. Suchen Sie einen

- neutralen Raum (z. B. im Gemeindehaus, in der Kirchengemeinde),
- in verkehrsgünstiger Lage mit Parkmöglichkeit und Anschluss an den ÖPNV,
- die Atmosphäre sollte ansprechend und wohnlich sein, mit gemütlichem Licht und Heizmöglichkeit.

Das erste Treffen

Zum ersten Treffen werden voraussichtlich weniger Interessierte kommen, als Sie sich gewünscht oder vorgestellt haben. Lassen Sie sich davon nicht entmutigen: Erfahrungen aus anderen Gruppen haben gezeigt, dass im Laufe der Zeit weitere Betroffene hinzukommen werden.

Erklären Sie zunächst, welche Möglichkeiten eine Angehörigengruppe bietet:

- Erfahrungsaustausch,
- Informationsvermittlung,
- Tipps für die Pflege Demenzerkrankter,
- Erlernen von Strategien zur Selbstpflege,
- Geselligkeit,
- gemeinsame Unternehmungen.

Legen Sie gemeinsam mit den anderen Interessierten beim ersten Treffen verbindlich fest (und notieren Sie sich das zur eigenen Sicherheit am besten):

- Für wen ist die Gruppe gedacht (s. Punkt 1)?
- Was soll in der Gruppe geschehen/Erwartungen an die Ziele?
- Wann, wie oft und wie lange soll die Gruppe sich treffen?

- Wer organisiert bzw. ist Ansprechpartner für alles, was mit dem Gruppengeschehen im Zusammenhang steht?
- Gibt es eine/n (professionelle/n) Leiter/in?

Betonen Sie zum Abschluss das oberste Gebot eines Gesprächskreises: Alles, was in der Gruppe besprochen wird, bleibt in der Gruppe und wird nicht nach außen getragen. Nur so kann Vertraulichkeit entstehen und gewahrt werden.

Hilfreiche Adressen:
NAKOS
»Nationale Kontakt- und Informationsstelle zur Anregung und Unterstützung von Selbsthilfegruppen«
Wilmersdorfer Str. 39, 10627 Berlin
Tel.: 030-31018960, E-Mail: selbsthilfe@nakos.de
www.nakos.de

Literatur:
Bei der Deutschen Alzheimer Gesellschaft e.V., Adresse s. Anhang, gibt es etliches an Literatur zum Thema, u. a.
»Praxisreihe Band 7: Gruppen für Angehörige von Demenzkranken«

Winfried Köster: »Vom Ich zum Wir: Selbsthilfegruppen – Finden, gründen, führen«, Thieme, 1993

Michael Lukas Moeller: »Selbsthilfegruppen – Anleitungen und Hintergründe«, Rowohlt, 1996

7 »Ich hatte doch selber noch so viel vor!«

Gabriele S., 53, alzheimerkranke Schwiegermutter, verstorben vor zwei Jahren mit 83 Jahren

»Das Schlimme ist, dass die Kranken wieder wie Kinder werden. Man muss sie überallhin mitnehmen. Aber man kann sie nicht einfach auf den Arm nehmen wie Kinder.«

Dieser Ausspruch, von einer ebenfalls betroffenen Bekannten viel später geäußert, traf meine damalige Situation auf den Punkt: Vom Tag des Todes meines Schwiegervaters an musste ich seine Frau überallhin mitnehmen.

Unmittelbar nach Opas Tod gab es viel zu organisieren. Anfangs machte einer von uns, genauer gesagt meist ich, da ich ja zu Hause war, alle außerhäusigen Wege mit der Schwiegermutter. Als ich nach Wochen meinte, das Leben könne sich wieder normalisieren und sie könne alleine gehen – schließlich hatte ich Anfang desselben Jahres für zehn Stunden in der Woche wieder zu arbeiten begonnen und war mit meinen eigenen Aufgaben mehr als ausgelastet –, da vergaß sie, wo sie hinwollte.

Natürlich waren die letzten Monate mit Opa für sie anstrengend gewesen. Deswegen organisierte ich ihr auf dem schnellsten Weg eine Erholungskur über die Caritas. Dort fiel sie erst mal aus dem Bett, prellte sich die Schulter. Als wir sie besuchten, war sie unglücklich, konnte sich nicht integrieren – ganz im Gegensatz zu ihrem früheren Wesen. Wieder zu Hause, war sie sehr anhänglich, raubte mir mein bisschen »Freiheit«.

Uns war darauf sehr bald klar, dass Schwiegermutter nicht alleine in ihrem Haus bleiben konnte. Bei uns wurde gerade die Dachwohnung frei, dort zog sie ein. Da die Wohnung drei Zimmer hatte und Schwiegermutter nicht so viel Platz brauchte, bekam unser Ältester, gerade zehn Jahre alt, ein Zimmer in ihrer

Wohnung. Wir dachten, damit hätte sie auch eine Aufgabe. Dass der Junge bald mehr auf die Oma als umgekehrt aufpassen würde, daran hatten wir ja nicht im Traum gedacht … Zu Weihnachten bekam sie von meinem Mann (eigentlich gegen meinen Willen) noch einen kleinen Dackel. Der ging dann in den nächsten Jahren mit ihr spazieren und brachte sie wieder mit nach Hause, war also doch eine gute Anschaffung.

Mittags aß sie zunächst bei uns, gemeinsam mit den Kindern. Doch sie konzentrierte alle Aufmerksamkeit allein auf sich, was entschieden auf Kosten meiner drei Kinder ging. Deshalb bestellte ich ihr »Essen auf Rädern«. Das kam regelmäßig, entlastete mich – aber sie verfütterte es häufig an den Hund. Der Hausarzt, den wir konsultierten, verschrieb ihr Aspirin, ansonsten meinte er, sie würde halt älter. In dieser Hinsicht ließ sie alles willig über sich ergehen. Andererseits steigerte sie sich in eine Angst, dass wir ihr alles nehmen wollten – während sie früher die Großzügigkeit in Person war. Sie konnte nicht mehr mit dem Geld umgehen, hatte große Angst, dass wir es ihr nehmen wollten. Sie ging regelmäßig zur Bank, hatte aber nie Bargeld.

Einmal machten wir ohne sie einen Tagesausflug, da lief sie durch unsere Gemeinde und erzählte allen, dass wir in Urlaub gefahren wären und sie einfach ohne Geld allein gelassen hätten. Ein anderes Mal musste sie ins Krankenhaus. Das war für mich die Gelegenheit, ihre Wohnung zu putzen. Im Putzeimer, verborgen unter dem Putzlappen, fand ich eine Handtasche mit über 1.000 Mark!

In ihrer Wohnung stapelten sich immer wieder die gleichen Lebensmittel. Einmal wollte sie sich bei uns bedanken, weil wir so viel für sie täten, und lud uns zum Essen ein. Sie hatte die Bratwürste gekocht und ich erinnere mich nur an den Ekel, mit dem wir versuchten, ihr einen Gefallen zu tun und das Essen runterzuwürgen.

Aufräumen mit ihr zusammen konnten wir vergessen, denn

alles, was wir versuchten wegzuräumen, holte sie wieder hervor und legte es an eine andere freie Stelle …

Wenn ich jetzt über diese Zeit nachdenke, kommt mir alles sehr unwirklich vor. Denn alle diese Verhaltensweisen sind für Alzheimerkranke ja »normal«. Aber wir wussten nichts über diese Krankheit und hatten unsere eigenen Ziele. Ich wollte wieder verstärkt in den Beruf einsteigen und nicht ständig zu Hause aufpassen, dass nichts passiert. Ich war doch schon 38, die Kinder wurden größer und ich konnte die Betreuungsmöglichkeiten nutzen. Um mehr Freiheiten zu bekommen, schickte ich die Schwiegermutter in den Altenclub zum Schafkopfen, zum Basteln, zum Kaffeetrinken und Ausflügemachen. Wenn ich sie brachte, ging sie hin, aber ich spürte schnell, dass sie nicht so sehr willkommen war. Ausgerechnet sie, die Stimmungskanone!

Zu Hause wartete sie abends auf die Rückkehr ihres Sohnes. Zu ihm war sie immer sehr nett, erzählte ihm aber, was ich wieder alles Unmögliches getan hätte. Ein Keil schob sich zwischen ihn und mich. Ein Bekannter bot meinem Mann und mir seine Hilfe bei Gesprächen an. Es half nichts, wir entfernten uns immer mehr voneinander. Mein Mann konnte meine Überforderung nicht akzeptieren. Mein Gesundheitszustand wurde immer schlechter. Ich hatte Albträume, hätte mich am liebsten aufgehängt. Aber da waren noch die Kinder. Denen konnte ich das nicht antun! Ich ging zur Nervenärztin, die mich auf der Suche nach einer psychosomatischen Kur unterstützte. Im Notfall hätte sie mich auch sofort in eine Nervenklinik eingewiesen. Aber die Aussicht auf die Kur hielt mich einigermaßen aufrecht. In den acht Wochen dort versuchte man mir beizubringen, mich besser abzugrenzen. Etwas, was sich aber zu Hause nicht verwirklichen ließ …

Irgendwann ging ich mit Schwiegermutter zu einem Vortrag über Alzheimer in einem örtlichen Altenheim. »Meinst du, ich habe das?«, fragte sie mich auf dem Heimweg. Aber was da erzählt wurde, war in meinen Augen so extrem, das konnte es nicht sein. Die Schwiegermutter war zwar eigenartig, aber nicht so! Auch mein Hausarzt glaubte nicht, dass es »das« ist. In meinen Augen machte sie ganz viel aus Trotz gegen mich. Schließlich hatte ich ihr den Sohn weggenommen. Ich fand sie undankbar, weil ich so viel für sie tat. Mein Mann meinte, ich sei undankbar, schließlich hatte sie früher ja auch viel für mich getan. Ich war jedenfalls mit der Situation total überfordert und schickte *sie* noch einmal zur Kur. Dort bekam sie ein Zimmer, das mit einem Bild gekennzeichnet war. Ich fand das eine gute Idee, wusste aber noch lange nicht, worauf das hindeutete. Auch hier konnte sie sich nicht mehr integrieren …

Dann endlich, zweieinhalb Jahre später, fand ich in der Tageszeitung einen Artikel über eine »Gedächtnissprechstunde« (s. S. 25 ff.). Da die Schwiegermutter sehr viel vergaß, dachte ich, das sei die richtige Anlaufstelle. Endlich bekam ich Hilfe. Schon die ersten Fragen, die ihr gestellt wurden, machten mir klar, dass die endlich wussten, was sie taten. Sie nahmen meine Schwiegermutter für zwei Wochen stationär auf und klärten alle Symptome ab. Am Ende der Zeit erhielten wir die Diagnose: Demenz vom Alzheimertyp.

Ab der Diagnose beschäftigte ich mich verstärkt mit den Auswirkungen der Krankheit. Ich las alles, was ich über Alzheimer in die Finger bekommen konnte. Die Lektüre machte mir große Angst.

Schwiegermutter wohnte bei uns im Haus unter dem Dach. Sie hatte eine eigene Wohnung. Ich hatte die drei Kinder – der Jüngste (zur Zeit der Diagnosestellung gerade mal sechs Jahre alt) war sehr schwierig, hatte große Probleme in der Schule und forderte viel Aufmerksamkeit und Zuwendung. Dazu kamen die Vorwürfe meines Mannes: »Du hast sie ja nur zum Arzt geschleift, damit du es leichter hast! Was hast du jetzt davon, dass du sagen kannst: Sie ist krank?« Er verstand nicht, dass es für mich gut war, den »Feind« zu kennen und mich mit ihm auseinander zu setzen. Er wollte von all dem nichts wissen. Er arbeitete immer mehr, kam oft erst spät nach Hause. Ich fühlte mich von ihm sehr allein gelassen. Doch er fand sein eigenes

Verhalten ganz in Ordnung. In seinen Augen erfüllte er die Vorgabe seiner Eltern: »Gell, du kümmerst dich um uns?« und: »Der W. wird's schon richten«, indem er die seit seiner Jugend auf ihn übertragene Verantwortung an mich weiterreichte.

Ich selber war als Kind schon früh auf mich allein gestellt, meine Selbstständigkeit war unabdingbar. Ich fand, dass mir dies nicht geschadet hatte. Und nun hatte ich eine erwachsene Frau um mich herum, die mit sich nichts mehr anzufangen wusste, die von mir Anregungen für ihren Tagesablauf benötigte. Ich hatte noch so viel vor in meinem Leben! Doch ihr wäre es am liebsten gewesen, wenn ich mich ständig nur um sie gekümmert hätte. Ich wollte etwas »tun«, nicht als Gesellschafterin neben Oma sitzen (zumal es ja gar keine Themen mehr gab, über die wir hätten sprechen können). Außerdem war mir ihr Benehmen oft genug peinlich. Wenn mir Nachbarn erzählten, dass sie nicht mehr Auto fahren dürfe, weil sie den Überblick nicht mehr hätte, wusste ich nicht, wie ich sie davon abhalten sollte. Ich hatte oft den Eindruck, sie auch noch »erziehen« zu müssen. Ich sah Erwartungen an mich gestellt, die ich einfach nicht erfüllen konnte.

Diese Zeit war sehr schwer für mich. Ich konnte und wollte mir nicht vorstellen, all meine eigenen Wünsche und Bedürfnisse nun zu vergessen, um nur noch für meine Schwiegermutter da zu sein.

Lange ließ ich sie noch selbst für ihre Hygiene sorgen. Bis mich ihre jüngste Schwester darauf aufmerksam machte, dass sie ihr einmal heimlich beim Anziehen zugesehen hätte. Sie hätte zwei Mieder übereinander angezogen und ich solle ihr doch die Mieder wegnehmen. Das tat ich dann auch, nachdem ich ihr versucht hatte klar zu machen, dass die doch unpraktisch seien. Anschließend arbeitete ich im Garten, wo sie mich stocksauer aufsuchte: »Ich lasse mir von dir nichts verbieten!« Ich brauchte eine Weile, ehe ich begriff, dass es um die Mieder ging …

Ein anderes Mal meinte ich, es würde Zeit, dass sie mal wieder bade. Ich ließ ihr das Wasser in die Wanne und schickte sie ins Badezimmer, blieb aber zum ersten Mal vor dem Raum stehen und lauschte, was geschehen würde. Nach einer Weile hörte ich im Waschbecken Wasser laufen. Als ich nachsah, badete sie ihre Ellbogen. Ich war entsetzt! Heute möchte ich zu meiner Entschuldigung sagen, dass ich noch immer keine Ahnung hatte, was die Kranken alles verlernen können! Ich begriff noch nicht, dass sie das Baden einfach nicht mehr konnte! Die Kinder konnten es doch schließlich auch, obwohl sie noch relativ klein waren.

Zu dieser Zeit weinte ich sehr viel. Ich befand mich fast ununterbrochen an meiner persönlichen Grenze. Ich hatte doch selber noch so viel vor! Wie hatte ich mich auf die Zeit gefreut, wenn die Kinder etwas größer sind und ich wieder etwas für mich tun konnte! Und nun hatte ich die Schwiegermutter quasi als viertes Kind.

Keiner konnte mir sagen, wie lange die Krankheit dauert. Die Vorstellung, weitere 20 Jahre angehängt zu sein, trieb mich in den Wahnsinn.

Es reichte auch so schon: Wegen meines Kleinen musste ich oft in die Schule, er war ständig vom Ärger verfolgt. Doch wenn ich in der Schule von unseren Problemen zu Hause erzählte, um den Jungen in Schutz zu nehmen, stieß ich nur auf Unverständnis … Ich fühlte mich als totale Versagerin, mein Mann behandelte mich auch so. Dabei wünschte ich mir so sehr Verständnis von meinem Mann.

Es bereitete mir große Probleme, niemanden zum Sprechen zu haben. Meine Sorgen konnten andere nicht verstehen, meinten, ich übertreibe, stelle mich nur an. Wenn ich bei Bekannten versuchte, von Schwiegermutters »Eigenarten« zu erzählen, merkte ich schnell, wie sehr ich ihnen auf die Nerven ging (ich ging mir mit meiner Jammerei auch selbst auf die Nerven). Eine Freundin sagte eines Tages zu mir: »Du tust immer so, als hättest du es viel schwerer als andere …« Sie kündigte mir die

Freundschaft – ich habe lange darunter gelitten. Bin heute noch manchmal traurig deswegen.

Ich hatte auch lange keine Selbsthilfegruppe mehr besucht. Ich schämte mich, dass ich schlappgemacht hatte, und dachte, ich gehöre in keine Selbsthilfegruppe mehr. Doch die Verzweiflung war ja nicht vorbei! Deshalb begann ich im Internet nach Informationen über die Krankheit zu suchen. Ich fand eine sehr interessante Seite, auf der die veränderten Verhaltensweisen sehr gut beschrieben waren. Und, was noch besser war, hier gab es sogar eine virtuelle Selbsthilfegruppe. Die hatte ihre Türen Tag und Nacht geöffnet – ich konnte mich also dann einklinken, wenn ich gerade Zeit fand, die eingegangene Post zu lesen oder selbst eine E-Mail zu schreiben. Es schrieben die unterschiedlichsten Menschen, die einen hatten erkrankte Eltern, die anderen erkrankte Partner. Die einen pflegten ihre Kranken zu Hause, die anderen besuchten sie im Heim. Hier konnte ich endlich meine Sorgen abladen, fühlte mich endlich verstanden. Durch das Lesen der reichlich eingehenden Post lernte ich sehr viel über die Krankheit, endlich wurde aus dem Frust Verständnis.

Zu Hause fühlte ich mich total allein gelassen. Meinen Kindern gegenüber hatte ich ein ständig schlechtes Gewissen, weil ich ihnen nicht die Zuwendung zukommen lassen konnte, die sie vielleicht gebraucht hätten. Eigentlich stopfte ich überall nur Lücken, konnte kaum noch vorausplanend denken. Für eine gewisse Zeit konnte ich zu Höchstform auflaufen, aber der Gedanke, dass das auf eine unbestimmte Anzahl von Jahren so weitergeht, nahm mir jegliche Kraft.

Nach einem Urlaub mit meinen Kindern reifte in mir die Erkenntnis: »Ich schaffe es nicht! Schwiegermutter muss in ein Heim!« Unterstützung bekam ich von der Sozialpädagogin der Angehörigengruppe, die ich inzwischen regelmäßig besuchte. Und schließlich auch von der jüngsten Schwester meiner Schwiegermutter. Mein Mann war dagegen. In seinen Augen lief es ja »ganz gut«. Ich arbeitete in dieser Zeit ab und zu als freie Journalistin und in diesem Zusammenhang konnte ich mir auch ein Heim ansehen, ohne als Interessentin aufzutreten. Es gefiel mir ganz gut – am liebsten wäre ich gleich selbst dort geblieben – so fertig war ich … Ich meldete Schwiegermutter gleich in zwei Heimen an.

Am 23. Dezember klingelte morgens das Telefon, sie hätten einen Platz für Schwiegermutter, wir müssten uns aber sofort entscheiden. Mein Mann war entsetzt, stocksauer und sagte gleich »NEIN« …

Als ich mir dann mit ihr zusammen ein weiteres Haus ansah, machte sie nur die Augen zu. »Das sehe ich noch früh genug«, meinte sie. Ich kam mir schlecht vor, sagte mir aber: »Meine Kinder sind mir wichtiger. Sie haben ihr Leben noch vor sich, Schwiegermutter hatte ein erfülltes Leben.«

Kurz darauf kam sie in ein Pflegeheim.

Drei Monate lang war ich nicht fähig, ihre Wohnung auszuräumen. Ich mied die Räume, die sie bewohnt hatte, und erholte mich ganz langsam.

Schwiegermutter lebte sich ganz gut ein und fand im Pflegeheim eine Freundin. Wenn wir sie an den Wochenenden besuchten, erzählte sie uns lauter komische Dinge, dass sie in den Keller zum Baden ging (das Bad war aber auf dem gleichen Flur wie ihr Zimmer), dass neben dem Haus ein Fluss sei (so, wie es in ihrer Kindheit war). Sie konnte nicht mehr »Mensch-ärgere-Dich-nicht« spielen, zog kreuz und quer übers Feld. Aber sie brachte nicht mehr *unseren* Alltag durcheinander. Ich konnte mich wieder mehr auf die Kinder konzentrieren.

Eines Tages wurden wir von der Heimleitung zu einem Gespräch gebeten. Sie legte uns nahe, uns nach einem anderen Haus umzusehen. Schwiegermutter bräuchte eine beschützte Station, und die hätten sie hier nicht. Wir waren entsetzt, denn das Heim war für uns gut erreichbar. Wir sahen uns die Unterlagen durch und in denen war von einer Kündigung durch das Heim keine Rede. Ebenso wie mein Mann steckte auch ich den

Kopf in den Sand. Ich stellte mir kurz vor, wie es wäre, wenn wir Schwiegermutter zurückbekämen – verdrängte den Gedanken aber sofort wieder.

Sie war lange Zeit extrem unruhig. Da sie ständig in ihrem Kleiderschrank herumwühlte, hatte man ihr schon lange den Schlüssel genommen. Irgendwann ging sie dann in andere Zimmer, an andere Kleiderschränke, zog fremde Kleidung an. Bei uns bestellte sie sich immer wieder neue Scheren, mit denen sie dann Tischdecken oder Kleidung zerschnitt – bis uns eine Schwester endlich darüber informierte, was sie damit machte und dass wir keine Scheren mehr bringen sollten. Sie nestelte so lange an ihren Knöpfen, bis sie die samt Stoff rausgedreht hatte. Das bedeutete: andere Kleidung anschaffen. Mit ihrer Freundin – die saß im Rollstuhl und früher waren die beiden manchmal ausgebüxt, Schwiegermutter hatte gesunde Beine und ihre Freundin einen gesunden Kopf – hatte sie sich entzweit. Diese war zwar traurig, sagte aber: »Mit der kann man ja nichts mehr anfangen.«

Der Grund, weshalb Schwiegermutter das Heim verlassen sollte, war, dass sie Blumentöpfe vom Balkon warf. Ich fühlte mich schuldig, wie eine Mutter, die ihr Kind nicht richtig erzogen hat. Noch heute bin ich ärgerlich, dass die Altenpfleger uns nicht mehr über die Krankheit aufgeklärt hatten. Woher sollten wir denn wissen, dass das alles mehr oder weniger »normal« ist? In einem der Pflegeheime, die ich mir angesehen hatte, waren die Türen der Zimmer abgeschlossen, die Kranken saßen apathisch im Flur. Da wollte ich sie nicht hinbringen. In dem Heim, in dem sie nun schon so lange lebte, kannte sie sich aus, sie hatten einen Rundlauf, wo sie lange spazieren gehen konnte. Die Menschen kannten sie und sie schaffte es nicht mehr, die Station allein zu verlassen.

Zu guter Letzt stimmten wir dem Drängen der Heimleitung zu, Schwiegermutter in die Psychiatrie einzuweisen, damit sie »eingestellt« werden konnte. Was sie und wir damals erlebten, war so grausam, dass wir intervenierten, damit sie wieder ins Heim zurückkommt. Dort ging ich dann jeden Tag zum Händchenhalten und Mit-dem-Rollstuhl-Ausfahren hin. Nach und nach änderte sich etwas in meiner Einstellung zu ihr. Ich bekam großes Mitleid. Und wenn sie mir erzählte, dass ihre Eltern auf sie warten würden, dann sagte ich ihr, sie dürfe gerne zu ihnen gehen. Ich glaubte damals, das sei ein Zeichen dafür, dass sie uns verlassen wolle …

Von den Pflegerinnen im Heim erfuhr ich, dass sie nachts die Schwester bei ihrem Rundgang »begleite«. Sie schlief kaum. Zur Ruhe kam sie nur, wenn jemand an ihrem Bett saß und ihr die Hand hielt. Später erfuhr ich, dass eine Nachtschwester unter anderem wegen meiner Schwiegermutter ihre Arbeit in diesem Haus gekündigt hat. Die Hausleitung wollte lieber die »einfachen« Fälle haben. Es gab in diesem Pflegeheim damals viel Ärger. So viel, dass ich selbst noch einmal Kontakt mit der Psychiatrie aufnahm. Ich hatte von einem Arzt gehört, der sich sehr nett um Demenzkranke kümmern soll. Bei ihm ließ ich uns einen Termin geben. Nach einigen Besuchen bot er mir an, sie stationär aufzunehmen.

Dort lernte Schwiegermutter endlich das Lachen wieder. Ich fuhr gerne hin, um mit ihr spazieren zu gehen. Das Personal war so nett, wenn ich kam. Sie machten mir wieder Mut. Bauten mich wieder auf. Und sie halfen mir, ein anderes Pflegeheim für Schwiegermutter zu finden. Es war zwar fast 100 Kilometer entfernt, aber dort war sie wirklich gut und liebevoll untergebracht. In ihrem letzten Lebensjahr lag Schwiegermutter nur noch im Bett. Als sie am Nikolaustag nicht mehr aufwachte, bedeutete das für uns alle eine Erlösung.

Info: Die Internet-Selbsthilfegruppe (Mailingliste)

»Das Besondere an meiner Selbsthilfegruppe ist, dass ich da ausschließlich Leute treffe, die genau wissen, wovon ich rede. Sie reden nämlich über genau das Gleiche. Weil sie dieselben Probleme haben wie ich. Deswegen verstehen wir uns alle sofort.«

»Hier habe ich schon manchen Tipp zu Erleichterung bei der Pflege meiner Mutter erhalten.«

»Keiner aus dem gesamten Freundeskreis konnte mit der Demenzerkrankung meines Mannes und letztendlich mit ihm etwas anfangen. Alle zogen sich zurück, so dass auch ich keine Kontakte mehr hatte. Ohne die SHG wäre ich völlig vereinsamt.«

Wer bereits einer Selbsthilfegruppe für pflegende Angehörige oder einem entsprechenden Gesprächskreis angehört, weiß deren Vorzüge zu schätzen. Hier kann er von seinen Problemen bei der Pflege des Demenzkranken sprechen, seinen Schwierigkeiten z. B. bei der Abwicklung von Behördenvorgängen, über seine Hoffnungen und Zweifel, seine Wut und seine Freude, seine Überforderung und seine kleinen Erfolge, seine Verzweiflung und seine Trauer, stets findet er gute Ratschläge, einfache Tipps, immer offene Ohren, weit ausgebreitete Arme und verständnisvolle Worte der anderen Angehörigen, die sich in der gleichen Situation befinden wie er selbst.

Für manche allerdings ist die nächste Selbsthilfegruppe weit weg, zu weit jedenfalls, um den Demenzerkrankten so lange allein zu Hause lassen zu können. Für andere wiederum trifft sich die Gruppe zu selten, um gerade dann die Unterstützung zu bekommen, wenn sie gebraucht wird. Oder sie scheuen sich, sich vor Fremden oder, vermeintlich schlimmer noch, vor Bekannten aus dem Ort zu öffnen. Dabei haben alle ein gemeinsames Problem: Sie sind allein in ihrer Not bei der Begleitung ihres demenzkranken Angehörigen.

Für diese Betroffenen wurde die Internet-Selbsthilfegruppe ins Leben gerufen.

Wie funktioniert die Internet-Selbsthilfegruppe (Mailingliste)?

Um nachzuvollziehen, wie diese funktioniert, stellen Sie sich bitte 120 Personen vor, die genau wie Sie einen demenzkranken Angehörigen, sei es Partner oder Elternteil, zu Hause oder im Pflegeheim (mit)betreuen. Diese 120 Personen leben verstreut in ganz Deutschland, manche auch in anderen Ländern. Trotz der großen Entfernung verfügen alle 120 Personen zusammen über einen gemeinsamen Briefkasten. Darüber hinaus besitzt jeder Einzelne ein eigenes, also privates Postfach. Der gemeinsame Briefkasten zeichnet sich durch eine besondere Eigenschaft aus: Sobald Sie einen geschriebenen Brief (E-Mail) dort eingegeben haben, wandert er automatisch an eine Zentrale. Dort wird er 119 Mal vervielfältigt und an die Adressen (Liste) der anderen 119 Personen bzw. deren Postfach weitergeleitet. Öffnen diese 119 Empfänger also nach und nach ihr persönliches Postfach, so finden alle das gleiche Schreiben vor. Alle 119 Empfänger können nun Ihr Schreiben lesen. Darin steht vielleicht, dass Sie nicht wissen, wie Sie Ihren demenzkranken Angehörigen daran hindern können, einfach aus dem Haus zu laufen. Dann hat mindestens einer der 119 anderen diese Situation mit seinem Angehörigen ebenfalls schon erlebt und berichtet in einem Antwortbrief, wie er mit dem Problem umgegangen ist. Diesen Brief gibt er nun wieder in den allgemeinen Briefkasten, er wird weitergeleitet an die Zentrale, dort vervielfältigt und an die anderen 119 Beteiligten verschickt. Alle können also jetzt das Antwortschreiben lesen, obwohl es an Sie gerichtet ist.

Genau wie in einem Gesprächskreis. Dort richten Sie eine Frage in die Runde, die von allen gehört wird. Ein Anwesender antwortet, was ja auch von allen gehört wird. Darauf antwortet ein anderer, der hat vielleicht eine noch bessere Idee. So kommt das Gespräch in Gang.

Die Internet-Selbsthilfegruppe »unterhält« sich also. Sie kommuniziert auf dem elektronischen Postweg. Das Besondere an dieser Art Kommunikation ist: Wenn ein Mitglied der Mailingliste von seinen Problemen überrannt wird, so kann es jederzeit, auch mitten in der Nacht, eben genau dann, wenn das Problem akut brennt, einen elektronischen Hilferuf in die Gruppe absetzen und daraufhin mit ganz außerordentlich kurzfristiger Antwort rechnen.

Wie »Gespräche« und auch Hilferufe dort ablaufen können, zeigt ein Beispiel, zitiert aus www.alzheimerforum.de/aai/HA-Information/Oskar-Kuhn-Preis.pdf, S. 17

Karsamstag, kurz vor Mitternacht:

»Wann und wie soll ich meinem alzheimerkranken Schwager mitteilen, dass seine seit Wochen im Koma liegende Frau gestorben ist? … Besten Dank für Antwort bis Ostersonntag 10.00 Uhr.«

Bis zum nächsten Morgen kamen (dazu) drei Antworten …

… ebenso wie auf den folgenden ängstlichen Notruf zur überschäumenden Aggression des demenzkranken Vaters:

»Hier geht alles drunter und drüber. Ich weiß einfach nicht weiter, in mir ist alles Chaos, aber schon das Schreiben hilft etwas. Bloß, wie handeln wir weiter? Sollen wir ihm den Reisepass geben? Und wenn der dann weg ist? Sie müssen bis Sonntag nach Hause fahren, Montag hat er einen Termin beim Arzt. Und wenn er sich jetzt nicht beruhigt und seine Medizin nicht nimmt? …«

Die erste Antwort kam bereits nach wenigen Minuten:

»Lässt sich die Tablette vielleicht in einem Schokoriegel verstecken? …«

Ein weiteres, ausführliches und sehr anschauliches Beispiel über die elektronischen Gespräche finden Sie unter www.alzheimerforum.de/aai/HA-Information/Oskar-Kuhn-Preis.pdf (Seite 24–28).

Vorteile der Internet-Selbsthilfegruppe

- Die Gruppe ist 24 Stunden und 7 Tage die Woche aktiv, d. h., Sie brauchen mit Ihrem dringendsten Problem nicht zu warten, bis der Angehörigenkreis sich trifft, sondern Sie können Ihr Anliegen sofort niederschreiben und binnen 24 Stunden eine Antwort darauf erwarten.
- Die Gruppe ist – ebenso wie ein entsprechender Gesprächskreis – eine geschlossene Gruppe, d. h., sie ist ausschließlich für Betroffene da. Nichtbetroffene, Neugierige oder »Spanner« haben keinen Zugang. Die Mitglieder bekommen durch die große Bandbreite von Problemen ein breites Angebot von Tipps, Ratschlägen, Erfahrungen.
- Die Mitglieder kennen sich nicht persönlich. Das erleichtert es, sich zu öffnen oder von Dingen zu erzählen, die einem sonst peinlich wären oder deren man sich schämt.
- Die »Redezeit« ist nicht begrenzt. Man kann also schreiben, sooft und soviel man möchte oder auf dem Herzen hat, ohne befürchten zu müssen, man hätte anderen Zeit gestohlen oder sich mit seinen eigenen Problemen aufgedrängt. Und oft wirkt schon das Schreiben erleichternd.
- Man braucht auch gar nicht zu schreiben. Viele Mitglieder nehmen ausschließlich lesend an dem Austausch teil.
- Alle Mitglieder sind in der gleichen Situation und machen das Gleiche durch. Dadurch wird jeder sofort in seiner jeweiligen Gefühlslage verstanden und angenommen. Mitgefühl, Trost, Verstandenwerden, Mutmachen und das Begleiten eines jeden durch alle Täler und alle Freuden, die es doch noch geben kann, machen die Internet-Selbsthilfegruppe zu einer ebenso verschworenen wie hilfreichen Gemeinschaft.

Wie finde ich die Internet-Selbsthilfegruppe?

Einzige Voraussetzung ist der Besitz eines Computers mit Internetzugang. Ist die erste Hemmschwelle zum Gebrauch dieses Mediums evtl. durch die Teilnahme an einem entsprechenden Kursus erst einmal überwunden, dann stellt sich schnell Erfahrung ein. Vielleicht haben Sie einen begabten Enkel, der Ihnen bei den ersten Schritten behilflich ist und über die ersten Hürden des Internetgebrauchs hinweghilft oder Sie begleitet. Dies könnte auch dann von Vorteil sein, wenn Sie kein Englisch können oder sich nicht in der speziellen Computerfachsprache auskennen.

Tipp:
Unter www.alzheimerforum.de kommen Sie auf die Seiten der Alzheimer Angehörigen Initiative e. V., welche Sie Link für Link weiterleitet.
Viele allgemein verständliche Ausführungen zu den beiden bestehenden Internet-Selbsthilfegruppen (Mailinglisten) finden Sie unter:
www.alzheimerforum.de/aai/HA-Gruppen/AAI-Gruppen.html#
Internet-Selbsthilfegruppe
www.alzheimerforum.de/mailing/listen
www.alzheimerforum.de/aai/HA-Information/AAI-Information.html

Bei Verständnisproblemen oder Schwierigkeiten technischer Art hilft gerne, schnell und zuverlässig Herr Jochen Wagner von der Alzheimer Angehörigen Initiative e.V. unter Jochen.Wagner@AlzheimerForum.de

Weitere schnelle und kompetente Beratung erhalten Sie unter
www.alzheimerforum.de/beratung.html

8 »Es war das erste Mal, dass ich meine Frau in fremde Hände abgeben musste«

Ulrich K., 62, mit alzheimerkranker Ehefrau, 66

Ende Juli vergangenen Jahres stellte mein Augenarzt bei einer Routineuntersuchung bei mir eine Netzhautablösung fest, die innerhalb kürzester Zeit, d. h. in wenigen Tagen, operativ behandelt werden musste. Dazu musste ich mindestens eine Woche stationär ins Krankenhaus.

Zu Hause war meine demenzkranke Frau, und ich war der einzige pflegende Angehörige, abgesehen von einigen Hilfen, die stundenweise ins Haus kamen.

Die OP war für Anfang August eingeplant (mein Augenarzt wusste um meine häusliche Situation), dennoch konnte sich der Zustand meiner Netzhaut praktisch stündlich verschlechtern.

Es blieb mir somit überhaupt keine Zeit, lange nachzudenken. Ich wusste, ich konnte meine Frau nicht alleine zu Hause lassen, und musste nun ganz schnell eine Lösung finden.

Eine Hilfe zu finden, die so kurzfristig ins Haus gekommen wäre, schied aus, ich kannte niemanden. Eine Verwandte war im Urlaub, schließlich war Urlaubszeit. Und nachbarschaftliche Hilfe entfiel ebenfalls wegen Urlaubs.

So rief ich ein nahegelegenes Pflegeheim an und fragte nach, ob ein Kurzzeitpflegeplatz für mindestens eine Woche frei sei. Ich hatte Glück: Zwei Stunden vor meinem Anruf hatte jemand abgesagt und so war »zufällig« ein Platz genau zum richtigen Zeitpunkt frei.

Von dem Pflegeheim wusste ich, dass dort eine eigene Abteilung für Demenzkranke existiert, und ich hoffte, dann dort auch meine Frau unterbringen zu können. Leider waren die

Kurzzeitpflegeplätze außerhalb dieser Abteilung. Dennoch wurde mir zugesagt, meine Frau zumindest tagsüber dort integrieren zu wollen.

Mit meiner Frau konnte ich das Problem nicht diskutieren. Sie verstand zwar irgendwie noch, dass ich wegen einer Augen-OP in die Klinik musste, aber nicht, dass sie nicht alleine zu Hause bleiben konnte.

Ich fuhr zu dem Pflegeheim, besprach mit der Verwaltung mein Problem, schaute mir alles an, unterschrieb den Vertrag und fuhr wieder nach Hause.

Ich war hin- und hergerissen. Einerseits war ich froh, so kurzfristig und in den Sommerferien einen Kurzzeitpflegeplatz gefunden zu haben, wo sich professionelle Pflegekräfte um meine Frau kümmern konnten. Andererseits war ich mir im Klaren, dass meine Frau dort ohne mich »leiden« und viel weinen würde. Was sollte ich machen, ich hatte keine andere Wahl.

Einen Tag vor dem geplanten Termin packte ich einige persönliche Sachen meiner Frau in eine große Tasche. Meine Frau fragte mich, wo wir denn hingingen, verstand aber nicht, dass sie für einige Tage zur Kurzzeitpflege musste.

Am nächsten Tag fuhr ich – ohne vorher große Erklärungen abzugeben – mit meiner Frau in das Pflegeheim. Zwei Pflegeschwestern erwarteten uns schon und zeigten uns das Zimmer, wo meine Frau nun einige Tage bleiben sollte. Ich packte ihre Sachen aus, erledigte die Formalitäten, doch meine Frau wollte immer nur »nach Hause«. Sie merkte wohl, dass da nun etwas geschah, was sie nicht verstand, was ihr Angst machte.

Ich verabschiedete mich dann rasch, denn je länger ich geblieben wäre, umso schwieriger wäre der Abschied geworden. Nun merkte meine Frau, dass ich ging, und sie weinte. Mir ging es nicht viel anders. Es war das erste Mal, dass ich meine Frau in fremde Hände und in fremder Umgebung für einige Tage »abgeben« musste. Ich fragte mich, was wohl in ihr vorgeht, wie/ob sie den Aufenthalt dort und die Betreuung gut überstehen würde. Aber mein Verstand sagte mir, ich musste es tun, hatte keine andere Wahl, schließlich stand meine eigene Gesundheit nun auf dem Spiel.

Am nächsten Tag rief ich vor meiner OP bei der Stationsleitung des Pflegeheimes an, um zu erfahren, wie es mit meiner Frau so gegangen war und ging. Zu meiner großen Erleichterung erzählte man mir, dass meine Frau bereits gut in die Demenzgruppe integriert sei und sie sogar nachts recht gut geschlafen hatte. Man sagte mir auch, dass sie sich schon eine Viertelstunde nach meiner Verabschiedung wieder »gefangen« hatte. So konnte ich beruhigt meiner OP entgegen-»sehen« (noch).

Zwei Tage später rief ich wieder dort an und man äußerte sich wiederum sehr positiv über meine Frau, was mir half, die kommenden Tage in der Klinik beruhigt zu verbringen. Die OP war erfolgreich verlaufen, jedenfalls für den Arzt, ich war auf dem operierten Auge erst mal blind, hatte noch 1 % Sehfähigkeit.

Eine Woche später konnte ich die Klinik verlassen und mich für die kommenden 8–10 Wochen auf einäugiges Sehen einrichten.

Am übernächsten Tag ließ ich mich zum Pflegeheim fahren, um meine Frau abzuholen und wieder nach Hause zu bringen. Als ich dort ankam, waren die Bewohner gerade beim Nachmittagskaffee.

Meine Frau saß mit dem Rücken zu mir, konnte mich also nicht sehen. Ich stellte mich hinter sie und grüßte, aber bekam kaum eine Reaktion. Nun ging ich um den Tisch herum, so dass sie mich sehen musste, aber auch jetzt kaum Reaktion, keine Freude, keine Überraschung, kein Jubel, keine Tränen, so ziemlich gar nichts. Ich setzte mich neben sie und sie schien mich erkannt zu haben. Plötzlich, völlig unerwartet, sagte sie in die Runde: »Das ist mein Mann!« Von den anderen kam auch keine Reaktion, denen war das sowieso egal, wenn sie überhaupt mitbekamen, was meine Frau gesagt hatte.

Ich sprach mit den Pflegeschwestern, die mir erklärten, dass sich meine Frau dort SEHR wohl gefühlt habe, kaum nach mir gefragt und sogar nachts gut (alleine) geschlafen hatte. Sie wollte abends, wenn sie in ihr Zimmer (die Kurzzeitpflegezimmer befinden sich außerhalb der Station für Demenzerkrankte) sollte, gar nicht weg von der Gruppe und hätte am Morgen, nach dem Frühstück, schon ungeduldig am Aufzug gewartet, um wieder in die Demenzgruppe zu kommen.

Ich packte ihre Sachen ein, wir verabschiedeten uns und wurden nach Hause gefahren. Dort angekommen, erkannte meine Frau weder unsere Zimmer noch war sie froh, wieder zu Hause zu sein. Irgendwie wirkte sie anders als vorher, abwesend, unsicher, zögerlich. Selbst am Abend, als sie wieder in ihrem eigenen Bett lag, schien sie nicht (mehr) verstanden zu haben, dass sie wieder zu Hause war.

Fazit

Der Aufenthalt meiner Frau in einer Kurzzeitpflege war – entgegen meinen Befürchtungen und Ahnungen – für sie deutlich besser, als zu Hause mit stundenweiser Betreuung. Darüber hinaus bietet ein gut geführtes Pflegeheim (dazu gehört die Kurzzeitpflege) Abwechslung, z. B. gemeinschaftliche Spiele, Singen usw., die zu Hause nur sehr schwer, wenn überhaupt, zu realisieren ist.

Ich hatte gemerkt, dass es in dieser Phase der Krankheit nun nicht mehr darauf ankam, ob ich selbst oder jemand anderes meine Frau versorgt, betreut und pflegt, und das schmerzte schon.

Irgendwie kam ich mir überflüssig vor.

Nun kann ich jedem pflegenden Angehörigen empfehlen, sich bei entsprechendem persönlichem Bedarf, auch vielleicht um einmal wieder Urlaub zu machen, nach einem Kurzzeitpflegeplatz für seinen erkrankten Angehörigen umzusehen.

Info: Kurzzeitpflege – Tagespflege – Urlaubs- bzw. Verhinderungspflege

Kurzzeitpflege

Kurzzeitpflege bedeutet, dass

- eine pflegebedürftige Person, die zu Hause gepflegt und betreut wird, für kurze Zeit (maximal 28 Tage) in einer entsprechenden Einrichtung untergebracht, gepflegt, versorgt und beschäftigt wird.
  Die Unterbringung in einer Kurzzeitpflege kann dann erforderlich werden, wenn
- die Pflege im Haushalt vorübergehend nicht möglich ist, z. B. durch Erkrankung der Pflegeperson,
- der pflegende Angehörige Urlaub machen möchte, um sich von der anstrengenden Pflege zu erholen und neue Kraft zu schöpfen.

Kurzzeitpflegeeinrichtungen (s. Informationen, S. 122) bieten einen geregelten Tagesablauf mit:

- grundpflegerischer Versorgung nach Pflegestufe,
- Behandlungspflege nach ärztlicher Verordnung,
- Versorgung mit altersgerechter, ausgewogener Kost und Getränken, bei Bedarf mit notwendiger Diät,
- Geh-, Sprach- und Bewegungsübungen,
- Beschäftigung,
- ärztlicher Betreuung durch den vertrauten Hausarzt,
- hauswirtschaftlicher Versorgung (Wäschepflege, Reinigung des Zimmers).

Kosten

Das Angebot der Kurzzeitpflege ist eine Leistung der Pflegeversicherung.

Voraussetzung für die Gewährleistung der Kurzzeitpflege: Der Kranke ist seit mindestens 12 Monaten pflegebedürftig (d. h., er ist seit mindestens 12 Monaten in eine Pflegestufe eingruppiert). Die Pflegekassen beteiligen sich dann mit 1.432,– € (Stand Januar 2006) pro Jahr an den Kosten der Kurzzeitpflege. Reichen diese Leistung zur Finanzierung nicht aus, so besteht die Möglichkeit, im Rahmen der Einzelfallhilfe vom Sozialamt weitere finanzielle Hilfen zu erhalten.

Kurzzeitpflege kann ein Mal im Jahr beansprucht werden.

Tagespflege

Das Angebot der Tagespflege ist ebenfalls eine Leistung der Pflegeversicherung. Sie ist ein Angebot für Menschen, die zu Hause leben und tagsüber der Pflege und Betreuung bedürfen.

In der Tagespflege soll

- eine Entlastung der Angehörigen erfolgen,
- eine angemessene Pflege und Betreuung des Besuchers sichergestellt werden,
- der Besucher nach seinen Fähigkeiten und Interessen aktiviert werden,
- eine Förderung bzw. Erhaltung sozialer Kommunikation erreicht und eine Isolation vermieden werden.

Die meisten Tagespflegeeinrichtungen verfügen über einen Fahrdienst, der die Besucher abholt und wieder nach Hause bringt. Wie oft der Pflegebedürftige die Tagespflege besucht, kann er bzw. seine Angehörigen selbst bestimmen. Empfehlenswert sind mindestens zwei Tage wöchentlich, da sich sonst kein Eingewöhnungseffekt einstellen kann.

Kosten

Die Kosten für den Aufenthalt liegen pro Tag zwischen 45,– und 90,– €. Sie können teilweise von der Pflegekasse (dort nachfragen), dem Sozialamt (dort nachfragen) und/oder aus Selbstbeteiligung getragen werden.

Urlaubs- bzw. Verhinderungspflege

Auch die Urlaubs- bzw. Verhinderungspflege ist eine Leistung der Pflegekasse. Sie wird dann wirksam, wenn die Pflegeperson z. B. selber erkrankt oder Urlaub macht und deswegen verhindert ist, die Pflege des Demenzkranken zu Hause weiterzuführen. Für maximal 28 Tage ist es möglich, die Pflege des Erkrankten entgeltlich in die Hände einer anderen Person oder eines ambulanten Pflegedienstes zu legen. Für diese Versorgung übernimmt die Pflegekasse 1.432,– € (Stand Januar 2006).

Voraussetzung für die Inanspruchnahme der Urlaubs- bzw. Verhinderungspflege ist ebenfalls die Pflegebedürftigkeit seit mindestens 12 Monaten. Sie kann, ebenso wie die Kurzzeitpflege, ein Mal im Jahr beansprucht werden.

Informationen erhalten Sie bei:
- den Pflegekassen,
- den Wohlfahrtsverbänden,
- den Kurzzeitpflegeeinrichtungen (befinden sich in den meisten Alten- und Pflegeheimen; diese haben Plätze für Kurzzeitpflege eingerichtet),
- den Alten- und Pflegeheimen,
- den Sozialstationen,
- den Altenberatungsstellen,
- den Städten und Gemeinden,
- dem bundesweiten Servicetelefon »sami« des ASB: (Tel.: 0180/266155 – bundesweit zum Ortstarif, Mo–Do 9–16 Uhr, Fr 9–14 Uhr) und unter www.deutsche-alzheimer.de/index.php?id=29

9 »Letztendlich bin ich doch in die Aufgabe hineingewachsen«

Anni S., 54, mit Mutter, 86, Diagnose: Alzheimer seit fünf Jahren, und Tante, 95, Demenz seit zwei Jahren

Mein jetziges Leben steht in krassem Gegensatz zu meinem früheren Dasein als berufstätige, allein lebende Frau. Die ständige Fürsorge für die kranke Mutter und die sehr alte Tante, das völlige Aufgeben der persönlichen Bedürfnisse und der Verlust jeglicher Privatsphäre sind oft schwer. Und ständig nur zu geben, das macht müde.

Dennoch: Bei aller Problematik gibt es sehr viele schöne und berührende Momente.

Absolut liebenswert ist Mama, wenn ich sie abends ins Bett bringe und sie so zufrieden daliegt, die Plüschtiere neben sich, und noch ein wenig über die Erlebnisse des Tages plaudert. Sehr berührt bin ich stets, wenn sie mir bei dieser Gelegenheit dankt, weil ich ihr so viel helfe, und wenn sie sagt, ich sei ihre Freundin, sie könne sich auf mich verlassen. Und mir auch eine »gute, gute Nacht« wünscht.

Wie viel Schönes erleben wir gemeinsam während dieser schweren Zeit der Pflege: Spaziergänge in der Natur, Teilnahme an kleinen Festen, Besuch bei netten Verwandten und Freunden. Wir treffen Menschen im Ort, die sich erkundigen, wie es uns geht.

Und wie glücklich bin ich, wenn Mutti strahlt und einfach guter Laune ist und alles, was sie sieht, »schön, schön« findet. Wenn wir zusammen mit unserer lieben Hauskatze spielen, sind wir beide fröhlich und die Katze auch. Wenn Mutti sagt: »Die Katze ist Gold wert, die gebe ich nie mehr her«, freue ich mich.

Und wenn sie, wie kürzlich bei einem Spaziergang, erklärt: »Weißt du, wenn man im Leben mit mir besser umgegangen wäre, wäre ich wohl nicht so krank geworden. Du bist die Einzige in der Familie, die immer ordentlich im Benehmen zu mir war, darum lass ich es zu, dass du bei mir bist.« Da kann ich die Tränen nicht zurückhalten. Schön ist für mich außerdem, dass sie mich an ihrer Welt teilhaben lässt, indem sie beim Betrachten von alten Fotos von ihrer Vergangenheit erzählt. Bruchstückhaft zwar, aber sie existiert für mich plötzlich als Mensch mit einer Geschichte, und diese hatte ich gar nie gekannt. Mama war einfach die Mama, die viel arbeitete, sehr nervös war und sich kaum um Persönliches kümmerte. Sie war stets gestresst, erst jetzt haben wir Zeit füreinander, Zeit, die wir in meiner Kindheit und Jugend nie hatten. Und ich habe erfahren, wie beglückend es ist, auch in schlimmster Notlage zu einem Menschen zu halten, wie viel Mut zum Leben – für die Kranke und für die Helfende – das gibt.

Zwischen dem ersten ernsthaften Verdacht und der Diagnose vergingen zwei bis drei Jahre. Die frühesten Gedanken an Alzheimer, die bereits so vor fünf Jahren aufkamen, verdrängte ich damals sofort wieder.

Der Neurologe sendete schließlich die Diagnose als Brief. Als ich das Schreiben las, war ich fassungslos, schockiert. Nach dem ersten Schreck begann ich, mich ausführlich mit dem Thema zu beschäftigen. Das erschien alles so unfassbar, was ich in den Büchern las, die Berichte im Fernsehen. Ich hörte Angehörige sagen, dass ihr Tag voll und ganz mit der Pflege ausgefüllt sei. Ich sah die Betroffenen, die teilnahmslos und mit starrem Blick vor der Kamera saßen, und wollte nicht glauben, dass Mama eines Tages so dasitzen würde. Bald war ich gut informiert über den Krankheitsverlauf und die geschätzte Dauer der Erkrankung. Mir graute vor dem, was der Mama – und mir – bevorstand. Die Vorstellung, meine Mutter an diese schreckliche Krankheit zu verlieren, die Pflege rund um die Uhr mit all den speziellen Problemen, die das veränderte Verhalten der Erkrankten mit sich bringt! Das traute ich mir nicht zu. Letztendlich bin ich doch in diese Aufgabe hineingewachsen.

Schritt für Schritt ging das Hineinwachsen, es war eine mühsame Angelegenheit, geprägt von unerwarteten Schwierigkeiten, die oft mutlos machten.

Mein erstes Interesse galt dem Stadium der Demenz meiner Mutter, der Frage, wo ich sie sozusagen »abholen« konnte. Anhand von Beschreibungen und TV-Berichten über den Verlauf der Alzheimer-Erkrankung versuchte ich dies herauszufinden. In diesem Anfangsstadium der Erkrankung deprimierte es mich sehr, zu erfahren, was Mama bevorstehen konnte. Wenn es auch so ist, dass nicht alles, was eintreten kann, dann wirklich kommt, und wenn doch, vielleicht nicht ganz so schlimm wie in anderen Fällen. Andererseits geben Bücher, Fernsehsendungen und Broschüren gute Hilfestellung und sind treue Begleiter in der Zeit der Pflege.

Die Familie interessierte sich, mit einzelnen Ausnahmen, kaum für das, was die Alzheimer-Erkrankung der Mutter für sie bedeuten könnte. Ich verteilte Broschüren, zur Information, und auch, um einen angemessenen Umgang mit Mutter zu erwirken. Das Echo war mäßig, es schien wirklich so, dass die Familie den Gedanken an diese furchtbare Krankheit weit wegschob. Obwohl wir oft über den Gesundheitszustand und das seltsame Benehmen von Mama diskutierten, wurde der Ernst der Situation kaum erkannt, die Symptome wurden meist verharmlost oder ins Lächerliche gezogen. Manche gaben auch schlicht und einfach ihrer Verärgerung über die Schwierigkeiten Ausdruck, so als ob Mutter etwas für ihr Verhalten könnte oder gar selbst schuld war an ihrem Zustand (»sie ist so negativ, alles macht sie schlecht, kein Angebot von Freunden nimmt sie an, usw. usw.«).

Von Anfang an versuchte ich, mich in Mutter hineinzuversetzen, ihre Ängste, ihre Wut, ihre Aggression nachzuvollziehen. Würde ich nicht auch so reagieren, wenn ich mich in den eigenen vier Wänden nicht mehr zurechtfände, die Menschen nicht mehr verstünde, mir alles über den Kopf wüchse? Wenn dauernd jemand da ist, der mir sagt, was ich tun soll und was nicht? Und dann wiederum – würde ich nicht auch Schritt für Schritt hinter der einzigen Person herlaufen, die (noch) für mich da ist? Erstens, damit sie nicht weggeht, zweitens, weil ich ja nach ein paar Minuten schon vergessen habe, ob sie nun wirklich da ist oder nicht. Ich bemühte mich, Sicherheit, Geborgenheit und Zuneigung zu vermitteln, versetzt mit einer Prise Humor. Leider gelang es mir nicht immer, gerade in der Anfangszeit, als wir uns beide noch sehr gegen die Krankheit aufbäumten, verlor ich öfter die Geduld. Das machte dann alles noch schlimmer. Erst mit der Zeit sah ich die schwierige Pflege endlich als Herausforderung an.

Zu der Zeit, als ich neben meiner Teilzeitstelle pflegte, merkte ich, dass ich Unterstützung und Rat brauchte. In der Samstagsausgabe der regionalen Tageszeitung gab es jeweils eine Seite mit Adressen für »Ratgeber in Notlagen«. Dort erfuhr ich von der Selbsthilfegruppe, die sich einmal im Monat am Abend trifft, und rief an. Die Leiterin der Gruppe war sehr freundlich, sie ist eine diplomierte Krankenschwester mit entsprechender Zusatzausbildung und arbeitet in einer psycho-sozialen Einrichtung.

Man nahm mich liebenswürdig auf in der Runde der pflegenden Frauen, und was gesprochen wurde, blieb innerhalb der Gruppe. Wir konnten über alles reden, und wir halfen uns gegenseitig, indem wir unsere Erfahrungen austauschten.

Was den Pflegealltag betraf, so musste ich mich im Laufe der Zeit von meinen eigenen Verpflichtungen, Freunden und Gewohnheiten völlig lösen. Da stellte sich dann bald heraus, wer wirklich ein Freund oder eine Freundin war und wer den Kontakt abbrach. Wobei sich manche lieb gewonnenen Gewohnheiten noch in die Pflegesituation hinüberretten ließen, so z. B. TV-Sendungen anzusehen, welche meine Mutter auch gerne sah. Den Computer konnte ich mitnehmen, und die Stunden, die ich am PC verbrachte (und verbringe), helfen mir über vieles hinweg. Ich versuchte, wann immer es ging, Mama in die Arbeit am PC mit einzubeziehen. Lustigerweise sah sie gerne zu, wenn Lernstoff von einer CD abgespielt wurde. Hauptsache, es war jemand da und sie konnte teilnehmen, ohne eine richtige Unterhaltung führen zu müssen.

Trotzdem, der Tagesablauf in der Rund-um-die-Uhr-Betreuung war und ist beinhart. Es gibt für mich keine persönliche Freiheit, kaum Freiräume. Ständig lebe ich in engster Nähe zu meiner an Alzheimer erkrankten Mutter und in engem Kontakt mit meiner Tante, deren Demenz von Tag zu Tag ausgeprägter wird. Für eine Frau, die so wie ich vorher sehr frei leben konnte, ist es eine riesige Umstellung. Jede Besorgung, jeder notwendige Termin werden zum Problem, Selbstverständlichkeiten lassen sich nicht im Tagesablauf unterbringen. Erschwerend wirkt sich noch das Unverständnis der Umwelt auf das oft bizarre Benehmen der Erkrankten aus. Es nervt zusätzlich, hier lange Erklärungen abgeben zu müssen.

Der erzwungene Umzug in das Haus von Mama strapazierte mich zusätzlich. Nach meiner eigenen Wohnung habe ich sehr oft Heimweh, auch wenn die Wohnverhältnisse bei Mama schön und großzügig sind. Mich völlig anzupassen an die Umstände, welche die Krankheit mit sich bringt, ist extrem belastend und braucht sehr viel Aufopferung und Disziplin. Zermürbend ist auch die drei- bis viermal unterbrochene Nachtruhe über einen längeren Zeitraum hinweg.

Was mich damals an der neuen, extremen und erzwungenen Nähe zudem fast vollständig aufrieb, war Mutters andauerndes Anklammern an mich als Betreuungsperson, das »Mir-keinen-Raum-Lassen«, das ständige Nachlaufen, immer und überall. Dazu die Weglauftendenz. Das Weglaufen ist etwas, unter dem ich sehr zu leiden habe. Es hat verschiedene Gesichter, es kann ein Protest sein, weil etwas nicht nach ihrem Willen geschieht oder weil sie sich unbeachtet und deshalb gleich unerwünscht fühlt. Es kann auch sein, dass sie einfach an die frische Luft gehen und Bewegung haben will. Meist möchte sie ihre Schwester, meine demenzkranke Tante, nebenan besuchen oder im Garten flanieren. Aber man weiß nie, ob sie einen tausende Male gegangenen kurzen Weg auch wieder findet. Also muss ich sie beobachten oder unauffällig folgen, damit sie sich nicht verirrt.

Was mich im Laufe der Zeit wirklich hart getroffen hat, ist der Verlust von Mutters Kommunikationsfähigkeit, dass sie Sätze ohne Sinn oder Zusammenhang spricht. Trotzdem will sie damit etwas sagen. Auch die ständige Aussage: »Jetzt muss ich aber nach Hause gehen!«, wenn sie in ihrer eigenen Wohnung ist, irritiert mich und tut weh.

Am ärgsten leide ich aber unter der Tatsache, dass sie ihre Familienangehörigen, auch mich, an manchen Tagen nicht erkennt. Ab und zu geht es ja, und mich kennt sie einfach aus Gewohnheit. Dass ich aber ihre Tochter bin, weiß sie oft nicht. Ihren Sohn, den sie täglich im Büro ein- und ausgehen sieht, erkennt sie zeitweise nicht, ihre Schwiegertochter spricht sie manchmal mit »Sie« an. Diese Seite des Verfalls ihrer Persönlichkeit mitzuerleben, das ist das Allerschlimmste. Es ist gleich danach und bis zum heutigen Tag quälend, mit ihrer Inkontinenz und den wütenden Protesten bei der Körperpflege fertig zu werden.

Doch meine Mutter beschäftigt sich – ein Glück – und hat immer etwas zu tun. Am liebsten geht sie spazieren. Und weil sie noch gut aus dem Haus gehen kann, machen wir das Beste daraus und unternehmen, wann immer es möglich ist, fast jeden Tag etwas. Diese Unternehmungen, seien es kleine Ausflüge in die Natur, Besuche bei Freunden von Mutter, ein kleiner Bummel auf dem Markt usw., bedeuten für uns beide willkommene Abwechslung. So ganz nebenbei finde ich so wieder zu meinen Wurzeln zurück, auf den Spuren meiner (durch eigene Krankheit verlorenen) Kindheit sozusagen. Die Menschen, die wir treffen, nehmen Mutter und mich im Großen und Ganzen auf eine positive Art wahr.

Bei allen Beschwernissen wie Anklammern, Fortlaufen, der Tag-und-Nacht-Umkehr, der Inkontinenz – ich habe mich der

Aufgabe, meine Mutter rund um die Uhr zu betreuen, freiwillig gestellt. Und wir drei, Mama und ich und die sehr betagte Tante, wurden bei aller Ungleichheit ein eingespieltes Team. Die Familie indessen versuchte Normalität zu leben, indem sie die Krankheit mit ihrem deutlichen Erscheinungsbild einfach ignorierte. Meine Geschwister benahmen sich, als wäre alles wie vorher, Mutter würde eben alt und seltsam. Man hatte den Eindruck, die Familie meinte, Mama müsste sich nur »zusammenreißen«, sollte sich nicht so »gehen lassen«, dann wären die Probleme gelöst.

Es macht so wenig Sinn, den Wünschen der Familie nachzukommen. Für Mama bedeutet es eine große Anstrengung, wenn sich die Angehörigen alle versammeln, um zu feiern. Sie kann den Gesprächen nicht mehr folgen, wenn so viele durcheinander reden. Und leise sind sie ja ganz und gar nicht, die Verwandten. Es geht dann gar nicht mehr um die Mama, es sind Familientreffen mit viel Lärm, Gelächter und Kindergeschrei. Das verträgt Mama nicht mehr, und schon gar nicht die Tante. Ganz abgesehen davon, dass ich zu der Zeit, meist am Ende meiner Kräfte, die Feiern zu Weihnachten oder Geburtstagen organisieren musste, einkaufen, die Wohnung in Schuss bringen usw. Dazu während der Feier auf Mama aufpassen und die nächsten Tage, wenn sie von der Anstrengung krank geworden war, sie verarzten. Allerdings wollte ich es selbst auch lange Zeit nicht glauben, dass diese Art des Beisammenseins für Mutter zu viel war, und andererseits wollte sie ja ihre Angehörigen alle wiedersehen.

Viel geschickter wäre es gewesen, hätten sich die Kinder einzeln zu Besuch eingefunden. Der Mama ein paar Blümchen mitgebracht, mit ihr ins Kaffeehaus gegangen oder einen kleinen Ausflug gemacht. Das sind Besuche, über die sie sich freut. Und wenn sie nicht aus dem Haus will, dann sitzt der Besuch eben da und unterhält sich mit ihr, leise, ruhig und liebevoll.

Für mich als Dauerpflegerin wäre die Gelegenheit günstig gewesen, um eine unbedingt notwendige Auszeit zu nehmen, wenn die Geschwister da sind. Ihnen das zu vermitteln war ebenfalls sehr schwer, alle wollten in Gegenwart von Mama noch mit mir Mamas Gesundheitszustand diskutieren. Eine zusätzliche Strapaze war es für mich, wenn uns Verwandte oder Bekannte baten, dass Mama und ich zu Besuch kommen sollten. Nicht, dass ich ungern Einladungen annähme – doch zuvor ein Mitbringsel zu besorgen, Mama zu überreden, sich umzuziehen und die Haare waschen zu lassen, das alles ist im Alzheimer-Pflegealltag ein Problem. Dazu kamen und kommen noch die Schwierigkeiten mit der Inkontinenz, die zu peinlichen Begebenheiten führen. Und ist es verwunderlich, wenn Mutti sagt, sie wolle einfach nicht zu Besuch gehen, es sei ihr zu anstrengend? Auch hier braucht es Überzeugungskraft, um die Angehörigen ins Bild zu setzen.

Die Familie weiß inzwischen Bescheid und bei uns ist es dann, zumindest was Besuche und Feiern anbetrifft, ruhiger geworden. Wie an »normalen« Tagen auch. Leider nicht in der Nacht. Mir fehlte die nötige Nachtruhe zu der Zeit dermaßen, dass sie zu einer Gefährdung meiner Gesundheit führte. Ich war (und bin es oft jetzt zeitweise noch) ständig erschöpft, müde. Die Geduld verließ mich manchmal, die Konzentration ließ stark nach. Ich wurde sehr bedrückt, dann regelrecht depressiv. Alles war mir zu viel, nichts konnte mich mehr erfreuen. Alles und jeder musste sich mein Jammern über die Situation anhören, aber viele hatten auch Verständnis und trösteten mich. Glücklicherweise war Mama am Vormittag oft mit ihren Fotos, der Zeitung, ihren Handtaschen beschäftigt. So konnte ich neben ihr im bequemen Stuhl ein wenig dösen. In der warmen Jahreszeit setzten wir uns bei schönem Wetter in den Garten, da schlief ich ab und zu eine halbe Stunde zusätzlich. Ich schlief natürlich beim Fernsehen. An Hausarbeit machte ich nur das Allernotwendigste, bestellte »Essen auf Rädern«, kaufte über das Internet beim Lieferservice ein, engagierte einen Hausmeister-Service für größere Arbeiten. In den wenigen Stunden, die ich nachts schlafen konnte, plagten mich zunehmend Albträume.

Der Schlaf war auch sehr leicht, damit ich gleich aufstehen und nach Mutter sehen konnte, wenn ich sie hörte. Es kam aber, gerade wenn ich krank war (da gab es ja kein Liegenbleiben, keine Schonung), schon vor, dass ich einfach umfiel und einschlief. Dann ging Mama zu ihrer Schwester in das Nachbarhaus, passiert ist zum Glück nie etwas. Oder wenn ich am Tage ein kurzes Nickerchen machte, ging Mutti ins Freie und wollte spazieren, dann brachten sie freundliche Nachbarn zurück. Ich hatte rundum ein Schreiben mit einem Foto verteilt, in dem ich die Situation erklärte und bat, Mama nach Hause zu bringen oder mich anzurufen. Die meisten Nachbarn kennen uns ja gut, da gibt es keine Probleme. Nur Einzelne regen sich auf, dass die Mutti allein durch die Gegend irrt; aber das können wir verschmerzen.

Als es eine Zeit lang sehr unruhig war, weil ich nachts noch zu meiner Tante schauen musste, bat ich den Arzt, Mama Beruhigungstropfen zu verschreiben. Er meinte, die solle ich selbst auch gleich nehmen, was ich auch tat. Jetzt schlafe ich einfach zumindest vier, fünf Stunden durch. Dann summt der Wecker und ich schaue kurz nach Mama. Oft ist sie dann aufgestanden, spielt aber ruhig mit ihren Stofftieren oder anderen Sachen. Sie isst und trinkt und ist guter Dinge. Ich begleite sie zum WC und bringe sie wieder ins Bett, da freut sie sich, dass sie noch weiterschlafen kann. Nicht immer läuft es so reibungslos ab, die Inkontinenz führt schon zu unangenehmen Unterbrechungen. Es kommt vor, dass ich eben mitten in der Nacht das Bett frisch beziehen, Mutti waschen und anziehen und die Wohnung gründlich putzen muss. Auch das ist Gewöhnungssache und für meine Mutter zumindest genauso unangenehm wie für mich. Es ist ihr dann gar nicht recht, und sie weint bittere Tränen. Die Beruhigungstropfen bekommt meine Tante auch, dadurch sind ihre Wutausbrüche seltener geworden. Es reicht aber so schon noch! Weil Tante so extrem schwierig ist und jeden Handgriff, den man bei ihr machen muss, wütend kommentiert: »Lass das, das kann ich doch selbst«, »Lass das sein, das gehört mir« usw., habe ich oft einen Walkman dabei und höre flotte Musik. Dann lässt sich die schlechte Stimmung besser ertragen. Doch sie lernt es mit der Zeit, die Hilfe anzunehmen.

Was hätte es für Alternativen gegeben?

Da wäre als Erstes der Umzug in ein Seniorenheim in Frage gekommen. Dies ist jedoch nicht von heute auf morgen möglich, es muss erst ein Platz frei werden. Natürlich erkundigte ich mich in dieser Richtung, meldete Mama auch schon vorsorglich an. Die Kosten sind horrend, über 3.000,– € im Monat. Dazu kommt, dass Mama damals wirklich ständig weglief. In einem Heim kann man sie nicht rund um die Uhr bewachen, sie ist zudem raffiniert, wenn sie fortgehen will. Sie versteckt sich und wartet, bis eine Türe aufgeht und sie hinauskommt. In fremder Umgebung verläuft sie sich dann schnell, und die Vorstellung, dass sie (im schlimmsten Fall) in der Kälte nachts erfrieren muss, kann ich nicht ertragen.

Es hätte weiterhin die Möglichkeit gegeben, eine Pflegerin zu suchen. Da tobte meine Mutter jedoch fast täglich, sie wolle niemanden im Haus, sie bleibe »allein« da, »bis sie der Teufel hole«, und machte durch ihr Verhalten unmissverständlich klar, dass es ihr ernst war. Sie akzeptierte gelegentlich ein paar Stunden eine Vertretung, wenn ich Erledigungen machte. Sie ist nun allerdings dreimal in der Woche für zwei Stunden mit einer netten Dame als Vertretung einverstanden. Wenn sie sich überfordert fühlt, verweigert sie auch diese Hilfe recht bald. Doch die Frauen, die wir jetzt für sie engagiert haben, können gut mit ihr umgehen.

Eine Einweisung in ein Nervenkrankenhaus wäre eine Option gewesen. Das bringt schon einen kurzfristigen Erfolg. Doch ich wollte Mama nicht, wie ich befürchtete, mit chemischen Bomben ruhig stellen lassen.

Wie man sieht, konnten wir auch ohne Einweisung, mit viel Liebe und Aufopferung meinerseits, einen guten, erträglichen Zustand herbeiführen. Und Mama hatte in den vergangenen zwei Jahren trotz ihrer Krankheit viel Lebensqualität. Mir gibt das Bewusstsein, zu helfen und eine sinnvolle Tätigkeit auszuüben, die Kraft, Tag für Tag und Nacht für Nacht für Mutter da zu sein, vermehrt auch für die Tante. Und wenn ich es mir recht überlege, haben die beiden sehr viel für mich getan, denn ich war als Kind sehr krank, wurde unzählige Male operiert, brauchte viel mehr Hilfe und Unterstützung als gesunde Kinder. Dafür bin ich dankbar und bin froh, etwas davon zurückgeben zu können.

Und gerade nun hat sich in der vergangenen Woche doch einiges getan:

Es ging Mama recht gut, schien es. Wir konnten manches unternehmen, sie war allerdings sehr unruhig. Alle fünf Minuten lief sie bei schönem Wetter die Treppe hinab und ins Freie. Das hieß dann für mich stets alles stehen und liegen lassen und hinterher. Auch am Abend beim Fernsehen wurde sie böse, denn sie kann Wirklichkeit und Film nicht mehr auseinander halten. Sie bekommt Angst und denkt, die Menschen sitzen im Wohnzimmer.

Am letzten Feiertag jedenfalls ging es Mama sehr schlecht. Sie hatte starke Schmerzen, diffus, überall eigentlich. Ich telefonierte mit dem Arzt, er meinte, eine Thrombose könne es nicht sein, und sagte mir, was ich ihr geben kann.

Gegen Abend wurde es besser, sie konnte aufstehen. Danach kamen zwei Tage mit viel Aggression, beim Waschen schlug sie mich sogar. Daraufhin erklärte ich ihr sehr ernsthaft, *so* könne ich sie nicht mehr weiter pflegen. Meine Nerven hielten es nicht aus, dass ich von ihr – und dann wiederum von Tante – so schlecht behandelt werde. Sie solle sich überlegen, wie es weitergehen soll: Entweder sie nimmt meine Hilfe wieder an oder sie muss in ein Heim gehen.

Einige Stunden später kam sie und meinte: »Es tut mir Leid, ich wollte nicht böse sein. Ich weiß auch nicht, was mit mir war. Irgendwie verstehe ich manchmal nicht, warum du so viel für mich machen musst, Waschen, Anziehen, all die viele Arbeit.

Aber in ein Heim möchte ich nicht gehen, also bin ich wieder nett und folgsam. Entschuldige bitte!«

Das sagte sie wirklich so. Und meinte auch noch, ich solle nicht so viel mit ihr unternehmen, ihr sei einfach alles zu viel. Sie beschäftigt sich stundenlang mit ihrem Krimskrams. Davon hat sie eine große Sammlung. Fotos, Handtaschen, Geldbörsen, Briefe, Halsketten, Medaillen, Taschentücher usw. Sie will auch nicht mehr oft fernsehen, und mir bleibt jetzt mehr Zeit. Und auch die Tante ist verträglicher geworden, denn sie weiß genau, dass sie zuverlässig bis an ihr Ende versorgt wird.

Inzwischen kann ich in Ruhe die anfallende Hausarbeit machen, tagsüber schnell zum Einkaufen fahren, ohne eine Vertretung im Haus zu haben, und sogar abends noch ein wenig aus dem Haus gehen. Jeden Werktag für zwei Stunden kommt eine liebe Frau zu uns, das sind jetzt meine fixen Auszeiten. Die nutze ich ganz für mich. Nachts schlafen wir durch bis ca. halb sechs. Nun erhole ich mich wieder und beginne zu spüren, dass ich auch noch am Leben bin.

Ich denke, es folgt nun eine ruhige, friedliche Zeit. Wie froh bin ich, dass wir durchgehalten haben, dass Mutti noch zu Hause leben kann!

»Was mir gar nicht hilft – was mir hilft – was ich mir wünsche bei der Pflege meiner demenzkranken Mutter«

Christiane G., 51, mit demenzkranker Mutter, 86

Was bzw. wer mir gar nicht hilft ...

- vermeintliches Mitgefühl mit meiner Mutter (»Ach, die Ärmste«),
- vermeintliches Mitgefühl mit mir (»Sie haben es ja auch nicht leicht«),
- vermeintlicher Trost (»Das wird auch wieder besser«),
- Belehrungen von Außenstehenden (»Sie müssen das nicht persönlich nehmen«),
- neugierige Blicke und abfällige Bemerkungen (»So eine kann man doch nicht rauslassen«), wenn ich mit meiner Mutter nach draußen gehe,
- meine Schwestern, die nicht täglich mit Mutter zu tun haben. Sie geben mir ständig »kluge« Ratschläge und meinen genau Bescheid zu wissen. Sie tun immer noch so, als sei ich das dumme Nesthäkchen,
- der Gehwagen, den die Ärztin gut gemeint verordnet hat, damit wir draußen sicherer sind. Aber Mama lässt ihn an jeder Ecke stehen,
- »Experimente« mit immer neuen Medikamenten. Beim letzten hat Mutter noch schlechter gegessen und getrunken,
- wenn die Mütter auf dem Spielplatz ihre Kinder ängstlich von meiner Mutter wegziehen. Das tut mir für Mutter weh, sie ist doch nicht aussätzig. Sie freut sich so an den Kindern und streichelt ihnen höchstens mal über den Kopf,
- wenn jeder meint, er kenne auch jemanden mit »so was« und kenne sich daher bestens »damit« aus,

- wenn mir die Pflegerinnen in der Tagesbetreuung nicht die Wahrheit sagen, um mich zu »schonen«. So hat meine Mutter anfangs lange geweint und hat Angst gehabt. Sie fühlte sich von mir verlassen,
- wenn die Pflegerinnen mir »gute Ratschläge« für zu Hause geben: Ich sollte meiner Mutter Zeitschriften oder Kataloge zum Angucken geben. Aber sie zerriss sie alle, und dann flog das ganze Papier herum. Diese Unordnung machte mich ganz mürbe.

Was bzw. wer mir wirklich hilft …

- die Kaffeenachmittage im »Alzheimercafé«; da kann ich mich austauschen und Mutter wird dort in der Zwischenzeit betreut,
- die Abende im Gesprächskreis; leider nur ein Mal pro Monat,
- wenn die Tochter meiner Freundin zum Aufpassen kommt, damit ich mal rauskomme und ein bisschen reden kann,
- wenn mir meine Nachbarin mal das Einkaufen abnimmt,
- der regelmäßige Besuch meiner Kusine; deren Unkompliziertheit richtet mich immer wieder auf,
- wenn der Mieter seinen Pudelmischling dalässt: Der darf auf das Sofa und Mutter bleibt neben ihm sitzen! Stundenlang,
- dass neuerdings die Ärztin ins Haus kommt; das lange Warten im Wartezimmer war wirklich sehr anstrengend,
- dass morgens jemand vom Pflegedienst kommt, um meiner Mutter die Medikamente zu geben: Von der fremden Person nimmt sie die Medizin, aber nur, wenn die einen weißen Kittel trägt. Die wissen das und so entfällt der tägliche Kampf um die Medikamente,
- dass wir seit vier Wochen eine Putzhilfe fürs Grobe haben; wenigstens darum brauche ich mich jetzt nicht mehr zu kümmern,

- dass der Apotheker auch einmal mitdenkt und mich auf die neuen Windelhosen aufmerksam gemacht hat; seit Mutter die akzeptiert, gibt es nicht mehr jeden Tag Streit wegen der Einlagen.

Was ich mir wünsche …

- eine Woche lang schlafen und nichts sehen und nichts hören,
- mal zwei Stunden gar keine Geräusche hören zu müssen,
- ab und zu mal einen Tag alleine oder mit einer Freundin Wellness im Schwimmbad machen,
- dass meine Schwestern, die außerhalb wohnen, Mutter regelmäßig ein Wochenende übernehmen,
- überhaupt mehr Hilfe von der Familie, z. B. dass mal jemand nachts aufpasst oder mich so vertritt, dass ich eine Woche Urlaub machen könnte,
- eine »Notruf-Hotline« zu Familienangehörigen in der Nähe oder Nachbarn, wenn ich mal ganz akut Probleme habe,
- gemeinsame kleine Ausflüge mit unserer Mutter und meiner Familie, bei denen ich mich um nichts kümmern müsste,
- Essen auf Rädern; dann müsste ich nicht jeden Tag kochen; es macht mich nämlich ganz verrückt, wenn Mama dazwischen in der Küche herumläuft und alles anfasst,
- dass Mutters stereotype Wortwiederholungen endlich aufhören,
- einen großen Garten mit Zaum drumherum; da könnte Mutter den ganzen Tag laufen und laufen und ich bräuchte nicht dauernd aufzupassen,
- dass meine Mutter und ich mal wieder einen entspannten Tag ohne Probleme haben.

10 »Irgendwie empfinde ich jetzt alles etwas leichter«

Joachim G., 58, mit Mutter, 82, Diagnose: Alzheimer seit 6 Jahren

Um es vorwegzunehmen: Es war ein gelungener Urlaub, für beide Teile, den ich sofort, und am liebsten zweimal im Jahr, wiederholen möchte.

Der Urlaub selbst und die Fahrt zu unserem Urlaubsort waren bestens von unserer Gesprächsgruppenleiterin vor Ort und den Vorgaben des Initiators und Organisators des »Betreuten Urlaubs für Demenzkranke und ihre pflegenden Angehörigen« vorbereitet. Ein Bus holte uns Teilnehmer, d. h. jeweils die Demenzerkrankten mit ihrer engsten Betreuungsperson, am Treffpunkt ab. Für ein Begrüßungsgetränk, ausreichend Platz, genügend Pausen, ein Verpflegungspaket und freundliche Ansprache war hervorragend gesorgt, so dass wir entspannt an unserem Ziel in Boltenhagen an der Ostsee ankamen: eine schön gestaltete Anlage mit mehreren Häusern, großzügig angelegt, hell, behindertengerecht und mit dem Flair eines Hotels. Entsprechend war der Empfang: Die komplette Mannschaft war angetreten, alle wurden auf das Freundlichste begrüßt und es gab gleich ein großes Hallo und erste Gespräche. Nach einer angenehmen Kaffeepause wurden die Zimmer zugewiesen, es wurde ausgepackt, erste Rundgänge gemacht, überall strahlende Gesichter. Das Abenteuer »betreuter Urlaub« konnte beginnen.

Mit uns angekommen war eine Gruppe AltenpflegeschülerInnen im 3. und letzten Ausbildungsjahr. Der Kurs hatte sich so intensiv wie möglich auf das anstehende Thema Demenz, speziell Alzheimer, vorbereitet und war ähnlich gespannt wie wir Angehörigen auf das Bevorstehende. Spätestens hier klärt sich der Begriff »Betreuter Urlaub«: Der Erkrankte und sein pflegender Angehöriger fahren gemeinsam in Urlaub. Je eine Pflegekraft kümmert sich, je nach Schwere der Erkrankung und individuellen Bedürfnissen, um einen Erkrankten, so dass der pflegende Angehörige die Zeit und damit die Möglichkeit bekommt, Dinge selbstständig und unbeschwert zu unternehmen, sich an angebotenen Gemeinschaftsaktivitäten zu beteiligen oder sonst wie zu entspannen. Er schöpft so neue Kraft für die später selbstverständlich wieder an ihn fallende Pflege zu Hause. Dabei gibt es noch einen weiteren positiven Nebeneffekt: Die Pflegekasse leistet in der Regel einen Zuschuss von 600,– €; schließlich handelt es sich ja bei einem betreuten Urlaub dem Sinne nach auch um Verhinderungspflege (s. S. 123): Der Kranke soll gut versorgt und betreut, der Angehörige entlastet werden und sich mit frischen Kräften den danach folgenden Anforderungen stellen können.

Es begann der eigentliche Urlaub, unser »Abenteuer«. Doch: Abenteuerlich war es eigentlich nicht. Alles ging einen gewohnten, bald eingespielten Gang.

Meine Mutter wurde geweckt, bekam die notwendige morgendliche Pflege, wurde zum Frühstück begleitet, es folgten vormittägliche Aktivitäten, den Fähigkeiten entsprechend zugeschnitten oder auch leicht fördernd, das gemeinsame Mittagessen mit anschließender Mittagspause, Kaffeetrinken und nachmittägliche Aktivitäten, das gemeinsame Abendessen und ein ausklingender Abend. Eine regelmäßige, klare Struktur auf jeden Fall für die Demenzkranken, um deren Pflege und Wohlergehen sich die Betreuer ernsthaft, liebevoll und auf die jeweiligen Personen abgestimmt kümmerten.

Natürlich war für meine Mutter erst einmal alles neu, unbekannt und damit zunächst bedrohlich. Aber sie hatte ja mich, ihre wichtigste und vertrauteste Bezugsperson, dabei. Und bald kamen die Routine, der Rhythmus, die gleichen Gesichter, der gleiche Platz, sie merkte, dass ich immer gelöster wurde, auch ihr Gesicht wurde offener, ich konnte es zum Teil auch bei anderen Erkrankten sehen. Sie war die ganze Zeit über zufrieden, ohne Ängste, hatte fast immer rote Backen, war immer gerne dabei. Sie lachte mehr und freute sich einfach über das, was so geschah, und sagte oft: »Das war so rund …, so schön …, nicht langweilig …, ich bin so voll …, jetzt kann ich gut ins Bett gehen …«

Alle Erkrankten waren bestens umsorgt, und das den ganzen, langen Tag über. Wir Angehörigen hatten dann die mehr oder minder große Qual der Wahl. Genauer, ich hatte genau diese Wahl, denn zum ersten Mal seit Jahren musste ich mir überlegen: Willst du was tun? Was willst du tun? Willst du von den unterschiedlichen, täglich wechselnden Angeboten in Gemeinschaft etwas tun oder lieber alleine etwas unternehmen? Worauf habe ich denn Lust? Zugegeben, das fiel mir gar nicht so leicht, aber im Laufe der Zeit fing ich an, daran Gefallen zu finden, und empfand es bald sogar als tolle Chance, aus alten Pfaden auszubrechen und etwas anderes zu tun, als immer nur zu überlegen: Wie kriege ich im täglichen Leben bloß alles unter einen Hut? Was müsste dringend als Nächstes erledigt werden? Wie kann ich meine Mutter zufrieden stellen bzw. mit den in unterschiedlichen Ausprägungen auftretenden Unsicherheiten, Niedergeschlagenheiten und all den anderen Problemen ruhig und liebevoll umgehen? Da blieb, trotz des theoretischen Wissens der Notwendigkeit von Eigenständigkeit, von eigenen Wünschen, also eigenem Leben, vieles im Argen. Jetzt wurde das anders: Ich machte morgens, schon vor dem Frühstück, einen Morgenspaziergang (und konnte des Öfteren Füchsen bei ihrem Spiel zusehen), frühstückte lange und ausgiebig mit den Leuten am Tisch und konnte dann die Dinge tun, die ich mir so ausgedacht hatte. Ich konnte in Ruhe lesen, mich auch darauf konzentrieren, es gab den Ort, den Strand und die Umgebung zu erkunden, ich konnte die Natur besser wahrnehmen. Oder ich nahm an Aktivitäten teil, die sich entwickelten, denn natürlich gab es jede Menge Angebote zu Ausflügen, Fahrten in die Stadt und andere Unternehmungen. Mittag- und Abendessen fanden wieder gemeinsam statt, es gab regelmäßig vorbereitetes Essen, ich brauchte mich um nichts zu kümmern.

Am Abend gab es vielfältige Möglichkeiten, einen Abschluss zu finden: Bei schönem Wetter saßen wir draußen auf der großen Terrasse, die Sonne verblasste, Decken wurden geholt, Wolken kamen und gingen, die Dämmerung zog herauf, Nebel waberte über den Wiesen, die Schwalben flogen unermüdlich, es wurde erzählt, etwas getrunken. Oder wir saßen drinnen und wurden musikalisch angenehm unterhalten, wir sahen gemeinsam einen kleinen Film über unseren Aufenthalt, es entwickelten sich Polonäsen, es wurde getanzt, ein Grillfest mit Spanferkel wurde veranstaltet und ein Abend mit Drehorgelmusik. Daneben gab es jede Menge Erfahrungsaustausch, jeder wusste gleich, wovon der andere sprach, denn es waren ja alle betroffen. Alles war anders als sonst, ruhiger, entspannter, ohne alltägliche Sorgen. Ich merkte, wie ich mich zu entspannen begann und anfing, es zu genießen.

Ja, die Rückkehr in den Alltag, zu Hause, die war natürlich schwer: der alte Trott, die alten Situationen, die alten Probleme, die Desorientierung, die Umstellung auf den neuen, alten Rhythmus, das Fehlen der Gemeinschaft und der vertraut gewordenen Gesichter. Selbstverständlich kam das alles wieder, wie sollte es auch anders sein, aber irgendwie empfand ich es doch anders, irgendwie leichter, mir fiel es leichter, ich konnte besser mit der Situation umgehen, also hatte auch ich von diesem Urlaub profitiert. Ich hatte dort seit langer Zeit tatsächlich frei gehabt, hatte loslassen können, hatte Urlaub empfunden und bei einer Reihe von Teilnehmern Ähnliches erlebt.

Ich kann es nicht messen, nur benennen, aber selbst das reicht meines Erachtens aus: Es war nicht nur eine Erleichterung (eben Urlaub), sondern eine Bereicherung und eine Erholung. Irgendwie empfinde ich jetzt alles etwas leichter.

Info: Betreuter Urlaub für Demenzkranke und ihre Angehörigen

Seit dem Frühjahr 1996 werden »Betreute Urlaube« für Demenzkranke und ihre pflegenden Bezugspersonen organisiert und durchgeführt. Als ein von Jörg Springmann (ehemaliger Sprecher der Landesarbeitsgemeinschaft Alzheimer Gesellschaft in NRW) seinerzeit ins Leben gerufenes und als Modell einmalig gefördertes Projekt, hat sich der »Betreute Urlaub« als feste Institution etabliert. Verschiedene Alzheimer Gesellschaften (z. B. Hagen, Hannover, Marburg, Kiel oder auch die Stadt Kassel) beteiligen sich bereits und organisieren »Betreute Urlaube« für Demenzkranke und ihre pflegenden Angehörigen. Der »Betreute Urlaub«, den die Alzheimer Angehörigen-Initiative e.V. organisiert und durchführt, findet z. B. in Boltenhagen an der Ostsee statt.

Betreuter Urlaub – wie geht das?

- Die »Betreuten Urlaube« sind in der Regel Gruppenreisen mit Betroffenen aus bestehenden Gesprächskreisen der Alzheimer Gesellschaften. Dort wird der Urlaub von den GesprächsleiterInnen in Zusammenarbeit mit dem Veranstalter (Alzheimer Angehörigen-Initiative e.V.) organisiert und begleitet.
- Das Reisen als Einzelperson zusammen mit dem Erkrankten ist auch möglich: Bei den wenigen Veranstaltern (Adressen s. u.) liegen wegen der großen Nachfrage bereits Wartelisten vor. Deshalb ist es nicht ratsam, sich auf eine bestimmte Zeit festzulegen. Akzeptieren Sie, wenn es Ihnen möglich ist, den nächst frei werdenden Termin.
- Sie melden sich und den Erkrankten an. Danach bekommen

Sie von dem Veranstalter einen Fragebogen zum Pflegebedarf des Demenzkranken und über vorzubereitende Dinge wie: ob Sie ein Pflegebett benötigen, Bettgitter, erhöhten Toilettensitz, Rollstuhl, ob Diätkost gereicht werden soll usw.

- Sie bekommen ein weiteres Schreiben für die Pflegekasse. Mit diesem beantragen Sie »pflegegeldunschädliche Verhinderungspflege« (s. S. 123), denn die Pflegekassen beteiligen sich zu einem gewissen Teil an den Kosten für den betreuten Urlaub (§ 39 »Verhinderungspflege«, dort nachfragen).
- Sie fahren zu Ihrem Urlaubsort, wo Sie schon erwartet werden bzw. an den jeweiligen Bahnstationen nach Absprache in Empfang genommen werden.
- In der behindertengerechten Hotelanlage werden Sie freundlich aufgenommen und mit den Räumlichkeiten vertraut gemacht. Es gibt diverse Wellnessangebote.
- Es erwartet Sie eine Betreuungssituation von einem Betreuer zu 1,5 Kranken. Dieses günstige Betreuungsverhältnis erlaubt es, dass Sie sich nach Bedarf aus der Pflege und Betreuung zurückziehen können. Den Kontakt zu dem Erkrankten brauchen Sie dennoch nicht aufzugeben, weil Sie zum einen das Zimmer mit ihm teilen, zum anderen jederzeit nach Wunsch bzw. Bedürfnis bei der Pflege/Betreuung mitwirken können.
- Das Betreuungs- und Pflegepersonal besteht aus ehrenamtlichen Helfern, erfahrenen AltenpflegerInnen und von den jeweiligen Fachschulen gut vorbereiteten AltenpflegeschülerInnen.
- Das Freizeitangebot ist vielfältig. Es werden ebenso organisierte Ausflüge für die pflegenden Angehörigen angeboten wie gemeinsame Veranstaltungen mit den Demenzkranken oder bunte Abende mit geselligem Zusammensein.
- Während des gesamten Aufenthaltes werden die demenzkranken Urlauber individuell gepflegt, betreut, beschäftigt und gefördert.

Ziel der betreuten Urlaube für die pflegenden Angehörigen ist, dass Sie

- sich in Anwesenheit des Erkrankten, aber ohne direkten Betreuungseinsatz, erholen können,
- ohne Sorgen um die Erkrankten ausspannen können,
- von den psychischen und physischen Belastungen der Pflege frei sind,
- die Urlaubstage nach Ihren eigenen Bedürfnissen verbringen können,
- aus Ihrer durch die Pflege zu Hause bedingten Isolation herauskommen,
- durch das Kennenlernen und den Erfahrungsaustausch mit anderen Betroffenen profitieren können,
- neue Impulse für die Pflege, Betreuung und Beschäftigung im Alltag zu Hause bekommen,
- sich so weit erholen, dass Sie sich nach dem Urlaub wieder mit neuer Kraft der Betreuung, Begleitung und Pflege Ihres demenzkranken Partners oder Elternteils widmen können,
- erfahren, wie es ist, Ihren Erkrankten auch einmal wieder loslassen zu können, und lernen, die hohe Verantwortung in kompetente Hände abzugeben,
- erleben, wie sich daraus möglicherweise eine ganz neue, entspannte Beziehung zwischen Ihnen und dem Erkrankten entwickelt.

Ziel der betreuten Urlaube für den Demenzkranken ist, dass

- die Betreuung und Pflege rundum – oder so weit Sie es möchten – von kompetenten Pflegekräften gewährleistet ist,
- er von dem Gemeinschaftserlebnis mit anderen Erkrankten und ihren Betreuern/Pflegepersonen profitiert und Freude hat,
- er Anerkennung und Wertschätzung und dadurch eine Steigerung seines Selbstwertgefühls erfährt,

- durch die neuen Anregungen und Eindrücke möglicherweise vernachlässigte Fähigkeiten wieder gefördert werden,
- er weiß, dass er sich auf Sie als vertraute Person verlassen kann, weil Sie immer wieder zu ihm zurückkommen.

Kosten (Stand Januar 2006)
Für 10 Tage für zwei Personen (den Erkrankten und den Angehörigen) ohne Transfer in Vollpension: ca. 1.500,– €.

Pflege- und Betreuungskosten: 600,– €, werden gesondert quittiert und können bei der Pflegekasse (»Verhinderungspflege« § 39) geltend gemacht werden.

Termine und Informationen (für Boltenhagen):
Jörg Springmann
Fasanenweg 7
23946 Ostseebad Boltenhagen
Tel.: 038 825-298 25
Fax: 038 825-373 86
Mobil: 0173-2117 390
E-Mail: AlzGesMV@aol.com

weitere Informationen
www.alzheimerforum.de/aai/HA-Aktivitäten/AAI-Aktivitaeten.html

weitere Adressen
www.alzheimerinfo.de/rat_und_hilfe/betreuter_urlaub/

11 »Mama«

Gabriele A., 46, mit Mutter, 75, Diagnose: Alzheimer vor knapp einem Jahr

Mama war in gesunden Zeiten eine sehr selbstständige Frau, sozial und politisch interessiert, Mitglied im Literaturkreis, oft mit Freundinnen in Konzert/Oper/Theater/Ausstellungen unterwegs. In dem Turnverein, dem sie jahrzehntelang (eigentlich bis heute – ich habe ihre Mitgliedschaft bisher nicht gekündigt, das bringe ich noch nicht übers Herz, das ist so endgültig) angehört hat, war sie zusammen mit ihrer Freundin für die Ausrichtung von Feiern zuständig.

In den letzten Jahren vor ihrer Veränderung wurde ihre Energie durch die Erkrankung meines Vaters gebunden. Seit 15 Jahren war er schon an Krebs erkrankt und immer in Behandlung. Vor sieben Jahren etwa war abzusehen, dass er den Kampf auf Dauer nicht gewinnen würde.

Die Pflege übernahm Mama, unterstützt von einem Pflegedienst und, wenn nötig, von mir und meinem Mann. Das war eine schwere Zeit für uns alle. Mama hat nie geklagt, aber sie hat gelitten und mir gegenüber auch einmal erwähnt, dass sie nie gedacht hätte, das zu können, aber dass es jetzt doch irgendwie ginge. Aber NIE, NIE wolle sie, dass ich das einmal für sie tun müsse. Fünf Jahre später ist Papa gestorben – zu Hause in seinem Bett, wie er es sich gewünscht hatte.

Mama hatte nach dieser Zeit wegen einer Schilddrüsenerkrankung zwar stark abgenommen und fühlte sich nicht gut, doch mit Medikamenten bekam sie das schnell in den Griff. Wir hatten damals auch sonst alle den Eindruck, dass sie recht gut mit dem Tod meines Vaters zurechtkommt.

Da wir wussten, dass Mama sich danach gesehnt hatte, viele

Reisen zu unternehmen, warteten wir darauf, dass sie Pläne schmiedete. Allerdings geschah wenig in dieser Richtung. Also ergriffen wir die Initiative. Zusammen mit meiner Schwester unternahm ich mit ihr im darauf folgenden Frühjahr eine Reise nach Mallorca, die schon lange angedacht gewesen und schon einmal verschoben worden war.

Dies gestaltete sich recht unproblematisch, meine Schwester und ich planten und organisierten alles, sie musste nur genießen. Was uns damals schon auffiel, war die Tatsache, dass sie nicht so begeistert auf alles reagierte, wie wir es gewohnt waren und auch von ihr erwarteten. Alles war etwas gedämpft und wir schoben es auf die Trauer um Papa. Heute behaupte ich, dass diese leicht depressive Stimmung schon mit Alzheimer zusammenhing. Alzheimer kommt schleichend und es geht vielen Angehörigen so, dass sie die Symptome am Anfang nicht richtig einordnen.

In den darauf folgenden ca. 18 Monaten häuften sich kleinere Krankheiten wie Erkältungen, Magenbeschwerden ohne Befund und diffuse Schmerzen. Wortfindungsstörungen nahmen zu, Geselligkeit mit ihren Freundinnen dagegen ab. Den zunehmenden Distanzverlust von Mama erlebte ich als besonders irritierend.

Bisher hatte unser Zusammenleben – sie wohnte oben, wir unten – deshalb so gut funktioniert, weil jede »Partei« die Privatsphäre der anderen respektiert hatte. Es war zum Beispiel ein ungeschriebenes Gesetz: Man geht nur mit Voranmeldung – sei es telefonisch oder durch Klingeln – in die Wohnung des anderen, das galt auch für die Kinder. Die Türen waren unverschlossen, aber trotzdem hielten sich alle daran. Mama jedoch stellte langsam, aber sicher unsere Regeln auf den Kopf. Wenn ich mittags aus dem Büro nach Hause kam, stand sie schon am Küchenfenster und passte mich ab. Irgendein Problemchen gab es dann immer zu bereden – egal, ob ich erschöpft war oder keine Zeit hatte. Wenn ich Besuch im Garten hatte, beobachtete sie das von ihrem Balkon aus und stand dann plötzlich neben uns.

Es war nicht so, dass wir unser Leben strikt getrennt hatten, Mama kannte meine Freunde ja zum Teil schon als Kinder und kam – auf Einladung! – auch oft zu einem Kaffee dazu. Aber einfach so, ohne zu fragen, zu erscheinen war völlig untypisch für sie. Auch in unserer Wohnung tauchte sie manchmal plötzlich auf. Wenn ich das Haus verließ, beobachtete sie das und fragte mich dann, wohin ich gehe und wann ich wieder komme. Überwachung total!

Ehrlich gesagt fühlte ich mich durch dieses Verhalten von Mama sehr gestört, ein Privatleben wurde zunehmend schwieriger, ich fühlte mich überwacht und genervt und ließ sie das auch manchmal spüren. Der Ton wurde rauer, ich ging seltener zu ihr zum Kaffeetrinken.

Heute tut mir das unendlich Leid, sie hat es sicher gespürt und darunter gelitten. Ich weiß inzwischen, dass Distanzverlust ein Erscheinungsbild dieser Krankheit ist. Und die Überwachung war ein Hilferuf, sie wurde zunehmend unselbstständiger, und ich war ihr Rettungsanker, den sie immer in ihrer Nähe wissen wollte. Ihre latent schlechte Laune machte das Zusammenleben auch nicht einfacher …

Trotzdem griff ich ihr natürlich unter die Arme, wo es ging, und so tauchten auch keine wirklichen Probleme auf. Die Vergesslichkeit bezog sich ja eher auf Verhaltensmuster als auf wichtige Dinge und Namen, die sie nicht wiederfand oder nicht mehr wusste.

Auch hier bin ich inzwischen schlauer – das Vergessen bei Alzheimer ist eben viel gravierender als eine normale Altersvergesslichkeit. Wie gerne hätte ich einfach ihre Schlüssel oder Brillen gesucht – wenn nötig jeden Tag stundenlang – statt ihr immer und immer wieder klar zu machen (was aber sowieso nicht mehr möglich war), dass man die Privatsphäre seiner Mitbewohner achtet!!

Einmal musste ich an einem Tag über Mittag arbeiten und bat Mama, den Jungs ein fertiges Essen warm zu machen – etwas, was sie früher liebend gern gemacht hatte. Eigentlich hätten meine Kinder dies schon selber machen können, aber ich wollte ihr die Freude nicht nehmen. Ihre Enkel ganz für sich zu haben war immer etwas Besonderes für sie. Doch dieses Mal war es ein einziger Stress – Mama schaffte es nicht, meinen Herd zu bedienen, und musste sich widerwillig von den Jungs helfen lassen.

Wieder war also ein Teil ihrer Fähigkeiten weggebröckelt. Von da ab nahm ich ihr immer mehr Dinge ab, um sie nicht ständig auf ihre Defizite aufmerksam machen zu müssen.

Dann kam der November und mit ihm der große Schock: Mama begann, Leute zu sehen, die gar nicht da waren …! Alle bisherigen Probleme waren ja real gewesen, aber dieses Abgleiten meiner früher so »vernünftigen« Mutter ins für uns Irreale war für mich unfassbar!

Zuerst ging es um ihre Enkel, sie rief zum Beispiel bei mir an und fragte, ob sie nicht mal nach Hause müssten, sie würden immer noch bei ihr in der Küche sitzen. Komisch, beide waren bei mir in unserer Wohnung, ich sah sie ganz deutlich! Ein anderes Mal kam sie vom Einkaufen (ja, sie fuhr damals noch ab und zu Auto) und ich traf sie zufällig vor der Garage. Sie meinte: »Schau mal, wer mitgefahren ist!« Sie zeigte auf den Rücksitz – da war niemand. »Ach«, meinte sie, »dann ist sie gerade ausgestiegen.« Keine Ahnung, wer »sie« war. Eines Abends kam ich spät nach Hause, ihr Auto stand nur halb in der Garage. Da bei ihr noch Licht brannte, ging ich hoch und fragte nach. Ihre Erklärung: Das Auto sei plötzlich nicht mehr weitergefahren und außerdem hätten die Leute (?) sie beim Parken gestört.

Eines Tages kam sie entsetzt zu mir runter: Jetzt würde es ihr aber reichen, da oben sei Besuch und der würde einfach nicht gehen. Als ich mit ihr oben nach dem Rechten schaute, war der Mann angeblich gerade gegangen, die Frau schon länger …

Ich kam mir vor wie in einem Gruselfilm und wusste, dass ich schnell etwas unternehmen müsste. Die kommende Nacht brachte dann alles zum Laufen: Mein Mann und ich lagen schon in tiefem Schlaf, als plötzlich meine Mutter neben meinem Bett stand, angezogen, die Handtasche über der Schulter und ein kuscheliges Schaffell in der Hand. Sie war ganz verstört: Oben würden jetzt alle schlafen, alle Betten wären also besetzt, und wo sie denn schlafen solle … Ich ging mit ihr hoch und musste erleben, wie sie mit einer Person in ihrem Bett sprach!! Wie zu einem Kind sagte sie streng: »Jetzt ist es spät, jetzt wird aber geschlafen!«

Ich benötigte lange Zeit, die ungebetenen Gäste zu vertreiben und Mama dazu zu überreden, den Schlafanzug anzuziehen und ins Bett zu gehen. Wie lange sie darin blieb, weiß ich bis heute nicht. Ich bin zu meinem Mann ins Bett und lag heulend und zitternd in seinen Armen. Stunden später, als ich von oben keine Geräusche mehr hörte, schlief ich schließlich ein.

Am nächsten Morgen ging ich sofort zu unserem Hausarzt, der mir gleich etwas gegen Halluzinationen verschrieb und eine Überweisung zum Neurologen ausstellte. Der kam sehr schnell zu der Diagnose einer mittelschweren Alzheimer-Demenz.

Die Diagnose aus fachlichem Mund zu hören erleichterte uns eher, denn tief drin war mir und den anderen Angehörigen schon länger klar, was Sache ist. Doch das wirklich Schlimme an dem Arztbesuch war, dass bei der Befragung meiner Mutter durch den Neurologen deutlich wurde: Auch sie selbst war sich ihrer Erkrankung durchaus noch bewusst! »Bei mir geht alles durcheinander«, war die sinngemäße Aussage. Und das Herzzerreißende für mich war der Satz: *»Aber ich will doch niemandem zur Last fallen!«*

Bisher war Alzheimer eine zwar schon oft gehörte, aber dennoch recht unbekannte Krankheit für mich. Sie hatte irgendwie mit Vergessen zu tun … Dass damit aber nicht ein einfaches Vergessen von Daten und Fakten gemeint war, musste ich schnell erkennen. Meine Mutter vergaß bzw. verlernte nach und nach ihre von Kindesbeinen an verinnerlichten Fähigkeiten und auch ihre sozialen Kompetenzen. Was das in Zukunft alles bedeuten würde, war mir nicht im Geringsten klar! Von meiner Freundin hatte ich eine Broschüre über die Versorgung von Alzheimer-Patienten bekommen – vieles darin drückte ich innerlich einfach weg. Vielleicht war das gar nicht so falsch, denn ich glaube nicht, dass ich damals hätte wissen wollen, was tatsächlich alles auf mich, meine Mutter und unser Umfeld zukommt. Dieses Wissen hätte mir vermutlich zu viel Angst gemacht und hätte mich blockiert, eine solche Wahrheit ist nur schrittweise zu verkraften. Ich erlebe inzwischen auch oft bei Alzheimer-Angehörigen, die von einer Diagnose gerade wissen und bei denen sich die Krankheit noch recht »harmlos« darstellt, dass sie von uns »alten Hasen« gar nicht unbedingt alles wissen möchten oder meinen, na ja, vielleicht läuft bei uns alles anders. Vielleicht eine gesunde Verdrängungsstrategie? Es ist eine Gratwanderung: Wie viel Wissen ist nötig und wie viel Wissen zu belastend?

Die Zeit nach der Diagnosestellung verlief ruhig und noch recht glimpflich. So ganz allmählich und nebenher übernahm ich immer mehr von Mamas Aufgaben, Waschen, Einkaufen, Kochen, Terminevereinbaren. Das Auto hatten wir stillgelegt. Dies war eine der vielen Entscheidungen, die in Absprache mit meiner Schwester, meinem Bruder und unserer Tante, Mamas einziger Schwester, getroffen wurden. Seit Beginn der deutlichen Symptome bei Mama standen – und stehen wir noch heute – in ständigem telefonischem und E-Mail-Kontakt.

Zwei letzte größere Unternehmungen organisierte ich noch für Mama: die Teilnahme an der Weihnachtsfeier ihrer Turndamen und eine Zugfahrt zu meinem Bruder, der im Ausland lebt, in Begleitung ihrer Schwester.

Die Weihnachtsfeier hat sie sehr genossen, ich hatte ihre zwei besten Freundinnen eingeweiht, sie wussten, dass und wie sie sich um Mama kümmern mussten. Am nächsten Tag haben wir die Liste aller Turnerinnen durchgeschaut, und sie sagte mir, wer alles anwesend war. Bei einer Frau, von der ich wusste, dass sie schwer demenzkrank ist, sagte sie: »Nein, die war nicht da«, und ich fragte, warum. Sie meinte: »Weil die das hat, was ich mal bekomme!«

Das waren immer die schlimmsten Momente, wenn ich bemerkte, dass sie sich der Krankheit durchaus bewusst war …

Die Reise mit dem Zug verlief ebenfalls gut, wenn auch mein Bruder und seine Familie über die rapide Verschlechterung des Zustands von Mama sehr schockiert waren.

Bald danach hatte ich den Eindruck, dass die Krankheit immer schneller fortschritt. Ich kam mit meinen Überlegungen, wie ich der jeweiligen Situation gerecht werden sollte, nicht mehr hinterher. Alzheimer war immer einen Schritt schneller als ich, und ich hechelte in einem ständigen Erschöpfungs- und Verzweiflungszustand hinterher. Mein Leben kreiste fast ausschließlich um Mama – alles andere wurde in Riesenschritten an den Rand meiner Wahrnehmung und auch meiner Kraft gerückt. Meine Freizeit reduzierte sich immer weiter, fiel praktisch ganz aus. Ich war damit beschäftigt, Mamas Leben zu organisieren und nebenbei meiner Familie und meiner Arbeit noch einigermaßen gerecht zu werden. Und da war auch immer wieder das Gefühl: Sobald ich eine Lösung für ein Problem meinte gefunden zu haben, tauchte es in einer neuen Spielart wieder auf – die Krankheit war mir stets einen Schritt voraus, ich fühlte mich hilf- und atemlos. Auch die Entlastungen durch meine Schwester, die sich Gott sei Dank oft am Wochenende um Mama kümmerte, und durch meine Tante halfen irgendwann nicht mehr genug. Ich spürte, dass ich fremde Hilfe brauchte.

Ich beschloss, mich und meine Schwester, die mittlerweile auch sehr unter der Situation litt, bei einer Beratungsstelle für Angehörige von Demenzpatienten (s. Adressenteil) anzumelden.

Dort bekamen wir, außer den vielen anderen Informationen, einen sehr wertvollen, mir völlig neuen Tipp: Ich solle mir vom Hausarzt die notwendige Medikamentengabe durch einen Pflegedienst verschreiben lassen. Dies sei Behandlungspflege (s. S. 75 f.), würde deshalb von der Krankenkasse bezahlt – es sei also keine Pflegestufe dafür nötig – und ich wäre wenigstens entlastet von dem Kampf um die regelmäßige Medikamenteneinnahme. Außerdem sei dies eine sehr gute Möglichkeit, den Kranken ganz langsam an einen Pflegedienst, der vermutlich irgendwann benötigt werden müsse, zu gewöhnen. Zudem akzeptierten Patienten eher dann fremde Hilfe, wenn der Hausarzt sie verordnet.

Nach ein paar kleineren Diskussionen über Kosten im Gesundheitswesen u. Ä. erklärte sich unser Hausarzt bereit, das entsprechende Rezept auszustellen. Ich hatte bereits Kontakt mit einem privaten ambulanten Pflegedienst in unserer Nähe aufgenommen, der dann sofort in Aktion trat. Auch wenn meine Mutter sich anfangs über die fremden Leute in ihrer Wohnung wunderte oder auch ärgerte, lief alles ziemlich reibungslos und pünktlich ab.

Ich atmete auf – mir war eine Aufgabe abgenommen worden, zudem hatte ich die beruhigende Gewissheit, dass zweimal am Tag jemand Kompetentes nach Mama schaute. Ein Problem war wieder einmal gelöst. Aber zunehmend musste ich mich nun auch um die regelmäßige Körperpflege bei Mama kümmern. Nur wenig später, als Mama Vertrauen zu den Leuten vom Pflegedienst gefasst hatte, mussten sie zwei Mal pro Woche, dann täglich zur Hilfe bei der ausführlichen Körperpflege kommen. Denn dass ich das nicht auf Dauer würde leisten können, war mir gleich klar. Es fiel mir schwer, diese intimen Tätigkeiten bei meiner Mutter, die inzwischen zudem inkontinent geworden war, vorzunehmen. Besser, die professionellen Pflegerinnen übernahmen das.

Doch die Entwicklung überholte mich immer wieder. Jetzt wurde Essen zu einem Problem. Stellte ich Mama beispielsweise Häppchen nur hin, dann machte sie die verrücktesten Dinge damit – sie befestigte sie mit Tesafilm am Teller oder versteckte sie im Schrank. Also musste ich bei ihr sitzen und sie motivieren oder ihr sogar das Essen ganz anreichen. Und mit den Pflegerinnen ging sie oft nur noch mit, wenn ich auch dabei war.

Das einzig Positive zu dieser Zeit war, dass sie sich MIR nie widersetzte – sie hatte ein rührendes kindliches Urvertrauen in mich. Wenn nichts ging, musste eben ich auf den Plan treten. Diese totale Fixierung auf mich machte mir natürlich sehr zu schaffen, ich bin nun mal ein sehr freiheitsliebender Mensch. Und nun spielte sich mein Leben in sehr engen Grenzen ab – und war ständig mit Angst durchsetzt.

Ich wusste ja nie, was mich beim Nachhausekommen erwartete. Mama wurde immer verwirrter, zog sich ständig aus, konnte sich dann natürlich nicht mehr anziehen, versteckte Windeln mit Kot, urinierte auf Teppiche, sie spazierte zu jeder Tages- und Nachtzeit die Treppe runter und rauf, und ich fürchtete ständig einen Sturz, nachts lag ich mit gespitzten Ohren im Bett – kurzum, es wurde immer schwerer für mich, der Situation Herr zu werden. Ich lebte in einer Mischung aus Entsetzen, Ekel und Angst. Liebe konnte ich für meine Mutter in dieser Zeit nicht empfinden – ich war einfach überfordert von allem: Ich musste für Mama mitdenken und organisieren, für meine Kinder, für meinen Beruf, für mein Ehrenamt und zum Teil auch für meinen Mann, der sich zu dieser Zeit gerade beruflich neu orientierte. In meinem Kopf herrschte ein wildes Durcheinander. Doch nach außen hin musste ich natürlich immer souverän wirken – es hätte niemandem geholfen, wenn ich die Kontrolle verloren hätte.

Am Morgen des 10. Mai rief mich die Schwester des ambulanten Pflegedienstes im Büro an. Mama könne nicht richtig aufstehen, wenn man sie hinstellt, habe sie einen Linksdrall. Sie kam sofort mit »Verdacht auf Schlaganfall« ins Krankenhaus.

Hätte ich gewusst, dass sie an diesem Tag zum letzten Mal in ihrem eigenen Bett aufgewacht ist, dass sie zum letzten Mal in ihrer eigenen Wohnung war …

Auch heute noch, wenn ich daran denke, habe ich einen Kloß im Hals.

Im Krankenhaus waren alle froh, dass ich bei der Aufnahme dabei war, denn ein Alzheimer-Patient ist ja kein sehr kooperativer Partner. Auch in den nächsten Tagen hatten die Schwestern schwer mit ihr zu tun. Obwohl Mama ja nicht stehen konnte, versuchte sie ständig, aus dem Bett zu klettern, außerdem riss sie die Infusionsnadel heraus und versetzte so ihre Zimmergenossinnen in Angst und Schrecken. Dazwischen war sie anfangs noch recht apathisch, bekam Medikamente gegen Thrombose und Infusionen gegen Flüssigkeitsmangel. Einen wirklichen Schlaganfall hatten die Ärzte nicht nachweisen können. Bei einem Gespräch mit den Ärzten und Schwestern der Station kam aber zur Sprache, was das Problem wäre, wenn Mama entlassen werden würde. Die Ärzte und Schwestern waren betroffen von dem Zustand Mamas und meinten, eine Pflege zu Hause müsse gut durchdacht sein. Man dürfe die Patientin nicht alleine lassen, eine 24-h-7-Tage-Betreuung sei Bedingung dafür, dass sie noch in ihrer Wohnung leben könne. Ob ich mir das zutraue, ob ich das organisieren könne?? Sie baten mich, das Ganze gut zu überlegen und einen Heimplatz in Erwägung zu ziehen, und boten mir an, Mama vorübergehend in die dem Krankenhaus angegliederte Kurzzeitpflege (s. S. 121 f.) zu überweisen.

Die Ärzte reichten mich an eine Sozialarbeiterin im Krankenhaus weiter, eine ganz reizende Person, die sofort zum Telefon griff und im Handumdrehen alles organisierte. Zum Glück war sofort ein Platz in der Kurzzeitpflege frei, so dass sie mich gleich in die zuständige Abteilung brachte.

Als ich abends meiner Familie von der neuesten Entwicklung erzählte, atmete sie hörbar auf! Die schnelle Lösung des akuten Problems erleichterte uns alle erst mal sehr. Natürlich galt es jetzt zu besprechen, wie es weitergehen solle. Meine Geschwister und unsere Tante sprachen sich vehement DAFÜR aus, nach einem Heimplatz für Mama zu suchen, und auch die Sozialarbeiterin im Krankenhaus hatte mir dies nahe gelegt. Ehrlich gesagt, war das auch das, was ich wollte, alles andere hatte ich mir ja schon im Vorfeld reiflich überlegt. Es erleichterte mich sehr, dass meine innere Entscheidung von allen unterstützt wurde. Ich hörte nie, von niemandem, nicht von Mamas Freundinnen, nicht von meiner Familie, nicht von meinen Freunden jemals ein böses Wort, ein »Wie-konntest-du-nur«. Natürlich kann man ketzerisch sagen: die (incl. ich) haben es sich eben einfach leicht gemacht, es war so für alle einfacher ...... Aber ich versuche es positiv zu sehen!

Im Krankenhaus bzw. in der Kurzzeitpflege-Abteilung wurde mir angeboten, Mama vier Wochen zu behalten, damit ich einen Heimplatz suchen könne. Ich konnte sehen, wie Mama die Betreuung dort gut tat. Sie hatte ein großzügiges Zimmer, die Pfleger begannen, sie wieder zu mobilisieren, sie konnte auch wieder alleine essen und schien sich in dem festen Tagesrhythmus wohl zu fühlen.

Auf diese Weise beruhigt, machte ich mich mit meiner Schwester zusammen auf die Suche nach einem Platz in einem Heim, das uns gefallen sollte. Es gibt ein Heim in unserer Nähe. Dieses hatte ich früher schon einmal – für alle Fälle – genauestens begutachtet, da es die ambulante Pflege bei Mama durchführte. Das Heim ist unter privater Leitung, sehr klein, es bietet 25 Bewohnern Platz, ist allerdings nicht auf Demenzerkrankung spezialisiert. Der große Vorteil: Es ist von unserem Haus in fünf Minuten zu Fuß zu erreichen. Auch meine Geschwister kannten das Heim bereits, wir hatten es – für alle Fälle – einmal gemeinsam besucht. Noch zwei andere Heime kamen für uns in Frage, bei allen dreien ließ ich Mama auf die Warteliste setzen. Allerdings machte mir niemand Hoffnung auf einen schnell frei werdenden Platz. Nur die Heimleiterin in dem Haus in unserer Nähe versprach mir, dass wir bevorzugt behandelt werden würden, da wir ja schon »Kunden« wären.

Natürlich hätten wir auch gerne ein Heim mit einer speziellen Station für Demenzpatienten ins Auge gefasst, aber das einzige, welches für uns in Frage kam und das ich theoretisch aus einem Vortrag kannte, machte zur Bedingung, dass sich die Patienten bzw. deren Angehörige bei Bettlägerigkeit einen neuen Platz suchen müssten, da dieses Heim sich vor allem an dem starken Bewegungsdrang der Demenzpatienten orientiere. Da

Mama zu diesem Zeitpunkt ja nicht einmal allein aufstehen konnte, verwarfen wir die Idee wieder, zumal ich auf einen erneuten Umzug zu einem späteren Zeitpunkt nicht aus war.

Neben dem ganzen Aktionismus, der meine Tage ausfüllte, plagte mich ständig ein ganz schlechtes Gefühl. Natürlich war da eine gewisse Erleichterung in mir, dass ich in Zukunft nicht mehr so direkt die Verantwortung für Mama würde tragen müssen. Aber richtige Freude wollte und konnte natürlich nicht aufkommen. Das Finden eines Heimplatzes entsprach ja nicht der Erfüllung eines Traumes, wie zum Beispiel der Umzug in eine neue, schöne Wohnung. Es war und ist ein bitterer Kompromiss. Dazu kam immer der Blick in Mamas Wohnung, die wir ja nach den Wünschen meiner Eltern ganz neu gestaltet hatten und die wirklich ein kleines Paradies geworden war. Immer wieder sehe ich meine Eltern vor mir, wie sie Besuchern stolz ihr neues Heim präsentierten, das große Badezimmer, den Balkon mit toller Aussicht, die praktischen Nebenräume. Schon beim Tod meines Vaters fand ich es so schrecklich ungerecht, dass er nur so kurze Zeit das alles hatte genießen können. Und jetzt so schnell darauf kam Mama in eine ähnliche Situation. Wobei diese für mich noch viel schlimmer war: Ich »vertrieb« sie ja gewissermaßen aus ihrem Zuhause! Natürlich war es eine von uns Geschwistern und unserer Tante gemeinsam getragene Entscheidung, aber immer war da der Gedanke: Wenn ICH es schaffen würde – denn jemand anderes von uns kam aus organisatorischen Gründen nicht in Frage –, sie zu Hause zu pflegen, müsste sie nicht ins Heim. Ich war immer die letzte Instanz der Entscheidung. Das machte und macht mir immer noch sehr zu schaffen.

Dagegen stand natürlich immer der Gedanke, was Mama für mich gewollt hätte: Alles, nur nicht, dass ich meine Lebensqualität für sie einschränke! »*Aber ich will doch niemandem zur Last fallen.*« Nur konnte sie das nun nicht mehr selber entscheiden!

Auch für meine Schwester, die sich mit mir zusammen die Heime anschaute, war es eine sehr schwere Situation. Sie konnte sich ganz schlecht mit den äußeren Umständen in den Heimen abfinden. So viele Menschen mit schweren Demenzerkrankungen und den unterschiedlichsten Erscheinungsformen ihrer Defizite. Da sollte Mama leben???? Wir konnten uns das beide nicht vorstellen, der Gedanke daran war irgendwie unwirklich …

Inzwischen war eine Woche vergangen, als die Leiterin des Heimes in unserer Nähe (bei dem wir schon »Kunden« waren) anrief: Es seien in den letzten Tagen zwei Bewohner verstorben, sie könne mir jetzt ganz kurzfristig einen Platz anbieten!

Das war zuerst ein Schock für mich: Jetzt war es also Realität geworden – die endgültige Entscheidung musste getroffen werden. Auch wenn es ja eigentlich klar war: Trotzdem ist es etwas anderes, einen Platz zu suchen und einen Platz dann anzunehmen. Alles wird schlagartig Wirklichkeit.

Sofort setzte ich mich mit meinen Geschwistern in Verbindung, und meine Schwester versprach, gleich am nächsten Tag zu kommen und das Zimmer anzusehen.

Glück im Unglück: Es war sogar ein Einzelzimmer im Neubau, ein Eckzimmer mit zwei Fenstern und schöner Aussicht, frei geworden. Im Vorfeld hatten wir uns schon mit der Frage Einzel- oder Doppelzimmer auseinander gesetzt. Angeblich fühlen sich Demenzkranke ja zu zweit wohler, aber Mama schien uns in der Zeit im Krankenhaus und in der Kurzzeitpflege eher misstrauisch gegenüber Zimmergenossinnen zu sein. Außerdem hatten wir in den Gesprächen schnell festgestellt, dass es uns – vor allem meiner Schwester und mir, die ja die potenziell häufigsten Besucher waren – wichtig war, dass auch wir uns wohl fühlen in dem Umfeld, in welchem Mama ab nun leben sollte. Also sagten wir schnell zu, denn dieses Zimmer in diesem Heim direkt um die Ecke von uns war für uns die Lösung, mit der wir am ehesten leben konnten.

Die Heimleitung versprach uns auf unsere Bitte hin, die Wände noch schnell zu streichen, und meine Schwester und ich planten im Eilverfahren, wie wir das Zimmer mit ein paar Möbelstücken und Bildern von Mama freundlich gestalten konnten. Am übernächsten Tag richteten wir alles mit Hilfe meines Mannes so ein, wie wir es schön fanden: viele Zeichnungen von meinen Söhnen an den Wänden, kleine Tischchen aus ihrer Wohnung, eine ihrer Zimmerpflanzen, die uns robust erschien, Fotos von uns. Als alles so weit fertig war, fielen wir uns halbwegs erleichtert in die Arme, weil es schöner und irgendwie vertrauter durch die eigenen Gegenstände geworden war, als wir gedacht hatten. Das gab uns das Gefühl, wenigstens irgendetwas in dieser schlimmen Situation für Mama getan zu haben.

Für den Umzug von der Kurzzeitpflege ins Heim ließ ich einen selbst finanzierten Krankentransport kommen. Ich hätte es nicht übers Herz gebracht, sie mit meinem Auto abzuholen, mit dem ich sie schon zu so vielen Orten gefahren hatte, früher auch zu schönen Anlässen, und sie im Heim dann abzuliefern. Ich weiß nicht, ob es für Mama anders gewesen wäre, aber ich wollte auf jeden Fall nicht aktiv an dem Umzug beteiligt sein. Erklärt habe ich ihr alles im Vorfeld auch nur damit, dass ich ein schönes Zimmer für sie gefunden hätte, wo sie gut versorgt würde. Viel Resonanz gab es nicht, sie war ja schon recht verwirrt zu diesem Zeitpunkt.

Als ich Mama, im Heim angekommen, dann mit dem Rollstuhl in ihr Zimmer fuhr, meinte sie lapidar auf meine Frage, wie sie es fände: »Sehr nett!« Mehr interessierte sie nicht, sie schien auch nicht wahrzunehmen, wo sie war, sie schien nur leicht verwundert angesichts der neuen Umgebung. Mir hatte die Wahl dieses Heimes insofern ein wenig Bauchdrücken bereitet, da sie es von Spaziergängen von früher her kannte. Aber sie schien und scheint bis heute keine Verbindung herstellen zu können. Ihre räumliche Orientierung ist ihr nahezu vollkommen abhanden gekommen.

Insgesamt gesehen gestaltete sich der Umzug, der für mich eine enorme Belastung war, also im Nachhinein recht unproblematisch!

In den nächsten Tagen machte ich mir vor allem Sorgen, dass

Mama sich ihrer Unterkunft bewusst werden würde und zu mir sagen würde: »Wann kann ich heim?« Es hätte mir das Herz gebrochen! Obwohl ich weiß, dass dieses Verhalten zu der Krankheit gehört, hat Mama kein einziges Mal, bis heute nicht, so etwas erwähnt. Sie scheint sich im Pflegeheim zu Hause zu fühlen.

Ich war nun zuerst vor allem mit organisatorischen Aufgaben beschäftigt: Verträge kündigen, Wohnort ummelden, neue Verträge unterschreiben, Rechnungen bezahlen usw. Vor allem sorgte und sorge ich dafür, die Besuche für Mama zu koordinieren. Glücklicherweise sind ihr ein paar treue Freundinnen, vor allem aus ihrem Turnverein und aus der Zeit, als wir noch Kinder waren, geblieben. Diese Frauen rufen mich immer wieder an, um abzuklären, wann ein Besuch Sinn macht (nicht zu viele auf einmal), und auch immer wieder, um zu wissen, wie es Mama geht. Ihre liebste Freundin, die natürlich über den rapiden geistigen Abbau Mamas sehr betroffen ist, meinte: »Aber ich bin doch trotzdem immer noch ihre Freundin!« Solche Bemerkungen rühren mich natürlich sehr und ich denke, Mama erntet jetzt die Früchte, die sie durch ihre offene Art und ihre Eigenschaft, sich auch immer um die Schwächeren in einem Kreis zu kümmern, gesät hat.

Ganz langsam beginnt auch für mich wieder ein neues Leben. Solch ein Einschnitt braucht Zeit, um verarbeitet zu werden. Inzwischen kann ich meine Freiheit aber genießen, spiele wieder regelmäßig Volleyball, bin ehrenamtlich tätig, werde wieder Querflötenunterricht nehmen, habe Zeit und Nerven für meine Kinder und für meinen Mann und seine neue Firma, bin selber beruflich auf dem Laufenden.

Und Mama besuche ich inzwischen mit einem guten Gefühl, heute z. B. war es richtig lustig im Heim. Ich scherze gern mit den Pflegerinnen und Pflegern, die ich nun recht gut kenne, dann wird gelacht und Mama lacht einfach mit, weil gute Stimmung ist! Händchenhalten mag sie gern, Küsschen bekommen und geben und wenn mein Sohn Gitarre vorspielt. Überhaupt leuchten ihre Augen, wenn ihre Enkel kommen – auch wenn sie meinen kleinen Sohn oft als Mädchen anspricht, er ähnelt mir als Kind sehr, ich denke, da geht einiges durcheinander!

Jetzt, wo ich die ganz direkte Verantwortung der Pflege an andere abgegeben habe, scheint das Verhältnis zwischen Mama und mir wieder einigermaßen zu stimmen. Ich fühle mich wieder als ihre Tochter, nicht mehr als eine distanzierte Betreuerin, die ich eine Zeit lang war. Ich habe wieder die innere Ruhe, MAMA zu sehen und nicht DAS PROBLEM MAMA. In dunklen Stunden überkommt mich zwar immer mal wieder das Gefühl, versagt zu haben, weil ich sie nicht weiter zu Hause pflegen konnte, aber da bekomme ich dann moralische Unterstützung von meinen Freunden und der Familie.

Meine Kinder haben dadurch, dass sie alles von Anfang an mitbekommen und auch erklärt bekommen haben, ein recht ungezwungenes Verhältnis zu ihrer Oma und der Krankheit. Sie fragen von selber ab und zu, wann sie Oma besuchen können, ich dränge sie nicht und sehe das recht locker. Für meinen Mann gilt im Prinzip das Gleiche wie für meinen Bruder, die Besuche fallen ihm recht schwer, weil er sich mit Mama nicht mehr unterhalten kann.

Insgesamt kann ich sagen, dass wir ein tolles und auch sicheres Netz gesponnen haben, Mama ist dank unserer vielfältigen Fürsorge gut aufgehoben. Ich denke, es würde ihr gefallen und sie würde sich freuen, wenn sie sehen würde, wie ihre Krankheit uns in einem positivem Sinne hat näher zusammenrücken lassen. Ich selber habe durch die Krankheit von Mama einmal mehr erfahren, dass man mit seinen Aufgaben wächst. Vor kurzer Zeit sagte ich lachend zu einem Freund angesichts eines beinahe unlösbaren, mit viel Arbeitsaufwand verbundenen Problems: »Wer den Alltag mit einem Alzheimerpatienten erlebt hat, den haut so schnell nichts um!« So fühle ich mich inzwischen auch, voll neuer Energie und Tatendrang, gestärkt durch viel Lob über meine »Leistungen« in Sachen Mama und mit einem Wissensschatz über die Krankheit versehen, den ich zum

Teil schon weitergeben konnte/musste. Ich weiß zwar, dass die momentane Ruhe um Mama eine trügerische ist, ich weiß, was die Krankheit noch alles zu bieten hat, aber ich weiß auch, dass ich nicht alleine bin und dass wir das schon irgendwie alles schaffen werden!

Nachtrag – Aufräumarbeiten

Nein, es ist natürlich nie Schluss – immer wieder stolpere ich über Erinnerungen.

Heute Morgen habe ich mich daran gewagt, eine meiner berühmt-berüchtigten Kramschubladen aufzuräumen. Dabei kam mir ein Geschenk von Mama in die Hände: Tischdeckenbeschwerer – hässlich-kitschig, überhaupt nicht Mamas Stil! Aber ich weiß noch genau, wann sie mir diese geschenkt hat: Es war im vorletzten Sommer, ich hatte ihr gegenüber erwähnt, dass ich meine Tischdeckenklipse aus Edelstahl, sehr schick, nicht finde. Mama muss sich sofort auf den Weg in die Stadt gemacht haben, denn ein paar Stunden später stand sie strahlend bei mir in der Wohnung und überreichte mir ihr Geschenk. Sie wollte mir immer wieder ihre Dankbarkeit zeigen, es ging oft daneben, aber es war so rührend. Diese Marienkäferkitschteile lassen mich auch an ihre Geschenke zu meinem Geburtstag im November und zu Weihnachten denken – sie ähnelten sehr Kindergeschenken, aus alten Beständen zusammengepackt, ein Sammelsurium aus Postkarten, Duschgels usw. … liebevoll und bestimmt unter viel Mühe verschnürt. Sie wusste noch, dass man sich etwas schenkt, aber sie wusste nicht mehr richtig, wie es Erwachsene machen …

Ich musste beim Aussortieren heute Morgen auch an meine Fundstücke in ihrer Wohnung denken. Als sie im Krankenhaus war, bat mich unsere Nachbarin, selbst schon 80 Jahre alt, ihr doch den bei Mama deponierten Reserveschlüssel zurückzugeben. Also musste ich in Schränken und Schubladen suchen. Was ich dabei fand, verteilt an vielen Orten, rührte und rührt mich noch heute zu Tränen: Auf klein geschnittenen gelben Zettelchen – ich kenne die Herkunft genau, sie stammen aus Werbeblöcken vom Reformhaus, auf denen sie immer ihre Einkaufszettel und kleine, liebevolle Notizen für mich geschrieben hatte – stand jeweils ein Wort, z. B. »Demenz«, »Arteriosklerose«, »Depression« usw. In ihrem Geldbeutel fand ich einen Zettel mit Telefonnummern von drei Neurologen…

Arme Mama, sie wusste damals, es muss in jenem Sommer gewesen sein, dass etwas Schlimmes auf sie zukommt. Sie hatte versucht, den Schrecken in Worte zu fassen. Wie muss sie sich gefühlt haben??? *Und sie wollte doch niemandem zur Last fallen!* Immer wieder sagte sie: »Ach, jetzt hast du wieder so viel Arbeit wegen mir …!«

Vielleicht hat sie jetzt ein sorgloseres Leben, leider kann man nicht in die Köpfe der Kranken schauen, so wirklich richtig weiß man nie, wie sie sich fühlen –
aber ich wünsche es ihr so sehr!

Info: Woran Sie ein gutes Pflegeheim erkennen

Anforderungen an ein gutes Pflegeheim

Der Entschluss, seinen demenzerkrankten Angehörigen einem Pflegeheim anzuvertrauen, wird meistens von der Notwendigkeit begleitet, dass die Pflege zu Hause nicht (mehr) gewährleistet werden kann. Fast alle Menschen wünschen sich, bis zum Ende ihrer Tage im eigenen Heim leben und im eigenen Bett sterben zu können, und fast alle Angehörigen sehen deshalb die

Heimunterbringung als letzte aller Möglichkeiten an. Finden Sie als Angehörige aber ein Pflegeheim, welches auf die Bedürfnisse Ihres an Demenz erkrankten Familienmitglieds zugeschnitten ist, dann kann die Heimpflege eine sehr gute Lösung für alle Beteiligten sein.

Bei der Frage »Welches ist das richtige Pflegeheim für uns?« müssen Sie sich aber – leider – auch an den derzeit herrschenden Gegebenheiten orientieren:

- Leider wurde es von Anbeginn der Altenhilfe versäumt, ambulante wie stationäre Pflege der Gemeinnützigkeit zuzuführen. Daher arbeiten und wirtschaften ausnahmslos alle Pflegeheime in unterschiedlichem Maße gewinnorientiert. Einzige Ausnahme bilden auf Angehörigeninitiative gegründete kleine Wohngemeinschaften.
- Für die Anzahl und die Qualifikation der Pflegepersonen gibt es in allen Heimen einen vom Gesetzgeber vorgegebenen Pflegeschlüssel. Dieser richtet sich nach »dem Bedarf«. Die Bedarfsberechnung folgt einer simplen Logik: viel Pflegebedarf – hohe Pflegestufe, wenig Pflegebedarf – niedrige Pflegestufe. Diese Rechnung berücksichtigt leider nicht, dass Demenzkranke in einer niedrigen Pflegestufe ganz besonders viel Begleitung benötigen, der Pflegebedarf für diesen Betroffenenkreis also besonders hoch ist. Leider hat diese Tatsache keine Auswirkung auf den Pflegeschlüssel. Das heißt, dass gerade die demenzerkrankten Bewohner, die mobil und eingeschränkt selbstständig sind bzw. es sein könnten (Pflegestufe 1) und gezielt Einzelbetreuung und -förderung brauchen, mit besonders wenig Pflegepersonen auskommen müssen.
- Werden Sie hellhörig, wenn alle Mängel und/oder Missstände, die sie beobachten und zur Sprache bringen, mit den Vorgaben des Gesetzgebers (Pflegeschlüssel, Heimbauverordnung, Hygienemaßnahmen, Feuerschutzbestimmungen) entschuldigt werden. Wenigstens ein gewisses Bemühen, dennoch »das Beste« daraus machen zu wollen, sollte erkennbar sein.

Das Pflegeheim – Lage und Äußerlichkeit

- Optimal ist es, wenn das Pflegeheim im Einzugsbereich Ihres Wohnviertels/Stadtteils liegt und Ihr demenzerkrankter Angehöriger die Gegend und vielleicht sogar das Heim selbst noch aus früheren Tagen kennt. Besuche von ehemaligen Nachbarn und Gemeindemitgliedern wären problemloser möglich und auch wahrscheinlicher.
- Anbindung an öffentliche Verkehrsmittel sowie Einkaufsmöglichkeiten im fußläufigen Bereich des Heimes erhöhen den Anreiz für Besuchswillige, doch einmal vorbeizuschauen und zusammen mit dem Erkrankten, wenn möglich, ein paar Einkäufe zu tätigen.
- Befindet sich das Pflegeheim in weiterer Entfernung, so sollte es doch für Sie selber noch gut zu erreichen sein. Ein Parkplatz in unmittelbarer Nähe erleichtert es Ihnen, Ihren Angehörigen öfter einmal mit dem Auto abzuholen.
- Kleine Häuser in ruhiger Lage wirken heimeliger als mehrstöckige Kästen an einer Hauptverkehrsstraße. Außerdem sind demenzkranke Bewohner mit ausgeprägten (Weg-)Lauftendenzen in autoarmen Gegenden weniger Gefahren durch fließenden Straßenverkehr ausgesetzt.
- Das gesamte Anwesen soll einen sauberen, gepflegten Eindruck machen. Ein großer Garten mit bunten Blumen, Bäumen, versehen mit Vogelnistkästen, vielen Bänken und kleinen Sitzgruppen, einem kleinen Teich mit Enten sowie stolperfreien Spazierrundgängen runden einen guten Eindruck ab. Ein kleiner Nutzgarten für die Heimbewohner ist Idealzustand.
  Das Pflegeheim sollte Ihnen schon von außen gefallen!

Räumlichkeiten

- Der Eingangsbereich eines Pflegeheimes verrät viel über die innere Struktur des Hauses. Schön ist, wenn bereits von einer kleinen Empfangshalle Leben ausgeht. Es sollte kleine Sitzgruppen geben, die nicht nur Besucher zum Verweilen einladen. Gepflegte Grünpflanzen, vielleicht ein Aquarium, Zeitschriften und eine Pinnwand mit Neuigkeiten, ansprechende Bilder an den Wänden, evtl. auch die Fotos und Vorstellung ausgewählter Mitarbeiter wie Pflegedienstleiter, Hausmeister, Koch/Köchin im Eingangsbereich wirken nicht nur belebend, sondern sind eine gute Visitenkarte.

- Ein Aushang über Ansprechpartner (Heimleiter/-in, Pflegedienstleiter/-in, Küche, Hausmeister, Verwaltung,) mit Telefonnummer, wo diese wann zu finden sind, erspart Ihnen u. U. zusätzliche Wege.
- Gut und vor allem sicher aufgehoben ist Ihr Angehöriger, wenn ein/-e aufgeschlossene Mitarbeiter/-in ihren Arbeitsbereich ausschließlich im Empfangsbereich hat. Er/Sie ist Ansprechpartner/-in für die sich dort aufhaltenden Bewohner wie Besucher gleichermaßen, d. h., er/sie sieht, wer kommt und – vor allem – wer geht (und verhindert, dass umherlaufende Bewohner aus dem Haus laufen und sich in Gefahr begeben).
- Auch als »fremder« und unangemeldeter Besucher sollten Sie sich willkommen fühlen. Eine freundliche Begrüßung und ein Auf-den-Besucher-Zukommen zeigen, dass Sie nicht als Störenfried betrachtet werden.
- Anhaltender Uringeruch bereits im Eingangsbereich ist eine schlechtes Willkommen. Der sehr intensive Geruch nach Desinfektionsmitteln gibt ebenfalls zu denken. Manchmal sollen damit schlechte Gerüche lediglich überdeckt werden.
- Das Haus sollte insgesamt hell und freundlich sein.
- Die einzelnen Wohnbereiche sind gut zu unterscheiden.
- Die Funktions- und Technikräume befinden sich nicht in unmittelbarer Nähe der Wohnräume.
- Es gibt ein Ruhezimmer mit Büchern und Zeitschriften, einen Fernsehraum, ein Raucherzimmer, einen Veranstaltungsraum mit einem Klavier, einen Raum für kleinere Familienfeierlichkeiten, eine Kapelle bzw. einen Andachtsraum, in

dem auch Gottesdienste durchgeführt werden, einen Allzweckraum für Beschäftigung und Bewegungsübungen sowie einen für Friseur und Fußpflege.

- Es gibt:
  - Besuchszeiten rund um die Uhr;
  - Aushang über aktuelle Termine (Veranstaltungen, Feste, Gottesdienst ...);
  - Aushang Speiseplan;
  - Angehörigenabende;
  - freie Arztwahl (der vertraute Hausarzt);
  - seelsorgerische Begleitung.

Wohnbereiche für Demenzkranke

Das Pflegeheim, das Sie suchen, soll ein »Heim« für Ihren Angehörigen werden. Ein »Heim« kann es eher dann werden, wenn es in diesem Haus keine »Stationen« mit langen Fluren wie im Krankenhaus gibt, sondern wenn es über einzelne kleine, gemütliche Wohnbereiche verfügt. Demenzerkrankte Bewohner haben besondere Bedürfnisse und Gewohnheiten. In Wohnbereichen speziell für Demenzkranke können diese am besten berücksichtigt und jeder Bewohner individueller gefördert werden als in gemischten Wohnbereichen.

Haben Sie ein Pflegeheim mit speziellen Wohnbereichen für Demenzkranke gefunden, dann sollte dieser Folgendes aufweisen:

- Der Wohnbereich bildet eine kleine, in sich geschlossene Einheit. Diese sollte aber nicht einengend wirken, sondern ihren demenzkranken Bewohnern die Möglichkeit des geschützten Umherlaufens bieten.
- Einen Wohnbereich mit weniger als 16 Bewohnern werden Sie vermutlich kaum finden. Je kleiner jedoch die Gruppe, desto überschaubarer ist sie und umso eher wird demenzkranken Bewohnern eine soziale Integration ermöglicht.

- Manche Demenzkranken fühlen sich in Gesellschaft, auch im eigenen Zimmer, sehr wohl. Deswegen sollte der Wohnbereich auch Zweibettzimmer vorhalten. Zu zweit in einem Zimmer zu sein fördert die Gesprächsbereitschaft und Dynamik (auch Streiten kann ein belebendes Element sein!), kann Ängste mindern und Vereinsamungsgefühlen vorbeugen.
- Im Zimmer selbst sollten möglichst viele Gegenstände aus dem Besitz und Leben seines Bewohners zu finden sein: eigene Möbel, Bilder, Fotos, Kissen, Decken und andere biografiebezogene Gegenstände, zu denen der Bewohner eine echte Beziehung hat.
- Jedem Bewohnerzimmer sollte ein behinderten- und rollstuhlgerechtes (barrierefreies) Badezimmer angeschlossen sein. Allzu moderne Sanitäreinrichtungen (wie Wasserspülung auf Bewegungsmelder) wirken allerdings eher verwirrend und können einen Demenzkranken in die Ratlosigkeit führen.
- Ein kleiner Küchenbereich sollte die Möglichkeit bieten, mit den Bewohnern zusammen zu kochen und/oder zu backen.
- Ein festgelegter Raum sollte Mittel- und Treffpunkt des Wohnbereiches bilden (z. B. der Aufenthaltsraum).
- Der Speiseraum ist geräumig, bietet viel Platz für Bewohner, Mitarbeiter und Angehörige und verfügt evtl. über kleine Essecken.
- Im offenen Bereich (z. B. Flur), auf dem auch umhergegangen werden kann, befinden sich ein offener Kleiderschrank mit Kleidern, Mänteln, Hüten, offene Regale, Schubladen mit Inhalt wie bunte Geschenkbänder, ein Schreibtisch mit Schreibmaschine, eine Werkbank, eine Nähmaschine …

Achten Sie unbedingt darauf, ob und in welcher Weise Orientierungshilfen geboten werden:

- Diffuse Schattenspiele, wilde Gardinen- und Tapetenmuster, abstrakte Malerei, auch große Spiegelflächen können Angst machen und Halluzinationen fördern. Eine optimale Ausleuchtung ohne Schatten, klare Farben und eindeutige Konturen helfen bei der Orientierung.

- Wanduhren mit deutlichem Ziffernblatt sollten vorhanden sein und die richtige Uhrzeit anzeigen!
- Auch auf dem Abreißkalender sollte der richtige Tag abzulesen sein.
- Jahreszeitlich angepasster Raumschmuck oder eine lebensnahe Jahreszeitenecke (Beispiel einer Herbstdekoration: Reiserbesen, Eimer, Blumenerde, echtes Laub, echte Äste, Gartenschlauch, Gummistiefel, Gartenhandschuhe usw.)
- Zu viele Reize auf einmal können Demenzkranke überfordern. Achten Sie darauf, wie viele Radios, Fernseher, Staubsauger, laute Stimmen und andere Geräusche gleichzeitig zu hören sind. Eine ruhige Atmosphäre wirkt sich auch beruhigend auf die Bewohner aus.

Die Bewohner im Wohnbereich für Demenzkranke

Sie als Angehöriger eines demenzerkrankten Familienmitgliedes wünschen sich verständlicherweise, dass Ihr Angehöriger in der neuen Umgebung so gut wie irgend möglich gepflegt und umsorgt wird. Um sich darüber ein Bild machen zu können, kann es nützlich sein, wenn Sie selbst einmal einen halben Tag in dem zukünftigen Wohnbereich verbringen. Ein Heim, das nichts zu verbergen hat, in dem die Zusammenarbeit mit Angehörigen erwünscht ist und dessen Personal Interesse an den Lebenszusammenhängen seiner Bewohner zeigt, wird Ihnen die Bitte nach einem halbtägigen Aufenthalt dort sicher nicht verwehren.

Alle Bewohner eines Wohnbereiches für Demenzkranke sollen ein gepflegtes äußeres Erscheinungsbild haben:

- Die Haare sind gewaschen und frisiert.
- Die Garderobe ist sauber, zweckmäßig und intakt.

- Die Schuhe sind rutschfest und unfallsicher.
- Die Kleidung duftet frisch und sauber.
- Die demenzerkrankten Bewohner sollen Zufriedenheit und Ausgeglichenheit ausstrahlen.
- Die Bewohner sollen einen »wachen« (und keinen sedierten) Eindruck machen.
- Die Bewohner sollen nur im allergrößten Not- und Einzelfall (z. B. bei Selbstgefährdung) kurzfristig fixiert sein.
- Der Drang umherzulaufen wird gefördert.

Das Pflegepersonal, die Mitarbeiter

Jedes Pflegeheim, und sei es baulich noch so schön, ist lediglich so gut oder aber so schlecht wie sein Pflegepersonal. Das Pflegepersonal nimmt zukünftig *Ihre* Stelle ein. An ihm sollten Sie messen, ob dieses Heim das Richtige für Ihren Angehörigen ist.

Schrauben Sie Ihre Erwartungen an das Pflegepersonal ruhig so hoch wie möglich, schließlich werden diese Personen immer um Ihren Angehörigen herum sein und ihn Tag und Nacht begleiten.

- Auch das Pflegepersonal soll einen gepflegten Eindruck machen.
- Die Pflegepersonen strahlen Ruhe, Gelassenheit und Lebensfreude aus. Diese übertragen sich in der Regel auf die Bewohner, so dass die Gesamtatmosphäre von Ruhe, Gelassenheit und guter Stimmung geprägt ist.
- Hektik und unmotivierte Eile übertragen sich ebenfalls und sollten deshalb ganz entfallen.
- Der Umgangston miteinander ist wertschätzend.
- Die Sprache verzichtet auf Vulgärausdrücke.
- Das Pflegepersonal sollte grundsätzlich auskunftsfreudig sein und Ihre Fragen beantworten. Bewohner, Kollegen und der Chef allerdings dürfen nicht Inhalt des Gesprächs sein.
- Der Wohnbereich sollte jederzeit telefonisch erreichbar sein.

Achten Sie ganz besonders auf den Umgangston und die Art des Umgangs des Pflegepersonals mit den Bewohnern, denn viel mehr Möglichkeiten in der Kürze des halben Tages haben Sie nicht, eine grundsätzlich wertschätzende Haltung des Pflegepersonals gegenüber den demenzerkrankten Bewohnern zu erkennen.

- Die Bewohner werden grundsätzlich mit »Sie« und »Herr …« bzw. »Frau …« angesprochen. Fragen Sie nach, wenn es lediglich »die« oder »Oma« oder »Grete« heißt.
- Werden Sie *sehr* hellhörig, wenn das Pflegepersonal pauschal von »den Dementen« spricht. Spricht es dagegen von Demenzerkrankung oder von den demenz*kranken* Bewohnern, dann weist dies auf eine Haltung hin, dass die Pflegepersonen den Erkrankten als Individuum und nicht als Symptomträger betrachten.
- Sprache und Wortwahl, auch Lautstärke und Tonfall können ein Ausdruck innerer Haltung sein. Sie soll insgesamt von Wertschätzung, Akzeptanz und liebevoller Hinwendung zu den Bewohnern gekennzeichnet sein.

Die Pflege

Um sicher zu sein, ob die Pflege in diesem Heim mehr will als das hinlänglich bekannte »satt und sauber«, geben Sie sich ganz informiert und wissend und stellen selbstbewusst Fragen nach der »Pflege *neben* der Körperpflege«. Diese können sein:

- Ist es möglich, dass die Bewohner nach ihrem eigenen Rhythmus zu Bett gehen/aufstehen/Mahlzeiten einnehmen?
- Können lebenslang gepflegte Gewohnheiten aufrechterhalten werden (wie z. B. die Tasse Kaffee direkt nach dem Mittagessen und nicht erst zur Kaffeemahlzeit)?
- Werden die Bewohner in den Tagesablauf einbezogen (z. B. Hilfe beim Kochen, Tischdecken, Wäschefalten, Staubwischen usw.)?

- Gibt es angemessene Beschäftigungsangebote?
- Sind diese auf die verbliebenen Fähigkeiten des Bewohners gerichtet und wird er gefördert?
- Werden biografieorientierte Themen angeboten?
- Wird häufig und gemeinsam gesungen, getanzt, werden Bewegungsspiele veranstaltet?
- Werden gemeinsam, evtl. auch zusammen mit den Angehörigen, kleine Feste gefeiert?
- Ist das Pflegepersonal in Validation (s. S. 87 ff.) ausgebildet und wird diese auch praktiziert?

Scheuen Sie sich nicht, danach zu fragen, welche Ziele mit all diesen Bemühungen verbunden sind und was das Pflegepersonal im Einzelnen erreichen möchte. Hören Sie, dass der einzelne Bewohner

- einen Platz im sozialen Gefüge innerhalb der Gruppe hat,
- sich angenommen und geborgen fühlt,
- Zufriedenheit, Ausgeglichenheit und innere Ruhe erfährt,
- Akzeptanz und Wertschätzung erlebt,
- Anreize erfährt und Freude hat,
- das Gefühl erlebt, Aufgaben bewältigen zu können und nützlich zu sein,

und dass darüber hinaus

- das gesamte Pflegepersonal an einem Strang zieht,
- eine sorgfältig geführte, stets aktuelle Pflegeplanung und -dokumentation jederzeit den Stand der Pflege überprüfbar macht und von den Angehörigen eingesehen werden darf,
- das Pflegeheim auch Ihnen gefällt und
- außerdem bezahlbar ist,

dann haben Sie einen seltenen »Glücksgriff« getan.

All diese Anforderungen wird vermutlich kaum ein Pflegeheim erfüllen und Abstriche werden Sie leider machen müssen.

Erfüllt ein Heim jedoch möglichst viele dieser Punkte und Sie können sich Ihren demenzkranken Angehörigen gut als zukünftigen Bewohner dort vorstellen, dann haben Sie das richtige Pflegeheim gefunden.

Erarbeitung mit Beteiligung der Fachschule Altenpflege der Bildungsvereinigung Arbeit und Leben, Göttingen, und Beratung der Qualitätsbeauftragten und Wohnbereichsleiterin für Demenzerkrankte des Alten- und Pflegeheims Matthias-Claudius-Stift, Göttingen, Christine Kreter.

12 »Und keiner ist allein«

Alexandra K., 24, mit Großmutter, 84, Demenz seit ca. 10 Jahren

Meine Oma wird in diesem Jahr 85 Jahre alt.

Nächste Angehörige meiner Oma sind ihr Ehemann (mein Opa), ihr einziges Kind (meine Mutter), ihr Schwiegersohn (mein Vater) und ihr einziges Enkelkind (ich).

Kurz vor meiner Geburt wurde bei meiner Oma »Morbus Parkinson« festgestellt. Jahrelang hatte man die Krankheit mit Medikamenten gut im Griff, daher war meiner Oma ein normales Leben möglich. Später schränkte die Krankheit sie zunehmend ein. Mein Opa musste sie bei den alltäglichen Verrichtungen immer mehr unterstützen und später sogar pflegen. Auch der Gesundheitszustand meines Opas, der zeitlebens schon viele Krankheiten durchstehen musste, verschlechterte sich. Ohne zusätzliche Hilfe (Haushaltskraft) war das Leben für beide nur noch schlecht zu bewältigen.

Vor ungefähr 10 Jahren begann meine Oma zu halluzinieren, sah fliegende Menschen, schwarze Männer, erkannte ihr vertraute Gegenstände nicht mehr, fing an zu »kramen«, versteckte Sachen und vergaß die Verstecke, nähte Geld in Kleidung ein, damit es nicht gestohlen werden konnte, vergaß die Herdplatten auszuschalten, unterstellte meinem Opa ein Verhältnis usw.

Es wurde klar, dass etwas nicht stimmte. Jedoch war es ein schleichender und sich allmählich verschlimmernder Prozess.

Mein Opa konnte die Verschlechterung des Gesundheitszustandes meiner Oma durch das Fortschreiten der Parkinson-Krankheit und das zunehmende »Verwirrtsein« nur sehr schwer ertragen.

Immer mehr verlor er seine Frau als Partnerin, musste sie zunehmend mehr pflegen, und das, obwohl er selber gesundheitlich sehr angeschlagen war.

Häufig führte diese schwierige Situation auch zu Spannungen zwischen meinen Großeltern.

Meine Eltern und ich versuchten oft, soweit es möglich war, Unterstützung zu geben.

Ebenfalls nahmen wir neben Haushaltshilfen eine Sozialstation und später auch eine Tagespflegeeinrichtung in Anspruch, die meinen Opa bei der umfangreichen Pflege meiner Oma unterstützen sollten.

Meine Beziehungen zu meinen Großeltern wurden intensiver, überwiegend durch die vermehrt und anders als früher mit ihnen verbrachte Zeit, natürlich auch durch mein Erwachsenwerden.

Vor ungefähr vier Jahren konnte mein Opa, dessen Gesundheitszustand sich deutlich verschlechtert hatte, die mittlerweile erforderlich gewordene 24-Stunden-Pflege meiner Oma trotz der Hilfe der Familie, der Haushaltshilfen, der Sozialstation und der Tagespflegeeinrichtung nicht mehr bewältigen.

So wurden Möglichkeiten einer Unterbringung in einer Pflegeeinrichtung geprüft und meine Oma zunächst in einem Pflegeheim untergebracht, mit dessen Arbeit jedoch keiner aus unserer Familie zufrieden war.

Nach kurzer Zeit kam meine Oma wieder nach Hause. Erst fast 12 Monate später fanden wir eine gute Betreuungseinrichtung für meine Oma.

Sie lebt seitdem in einer Demenz-Wohngemeinschaft.

In dieser WG leben sechs an Demenz erkrankte Menschen: zwei Männer und vier Frauen. Ihre Einschränkungen durch die Demenzerkrankung sind ebenso wie die im Bereich der Mobilität sehr unterschiedlich.

Jeder Bewohner dieser Wohngemeinschaft bewohnt ein eigenes Zimmer. Zwei Bäder, eine Küche und ein kombiniertes Wohn-Ess-Zimmer stehen allen Bewohnern zur Verfügung. Ein sehr langer Flur unterstützt den Bewegungsdrang der mobilen Bewohner. Die Wohnung befindet sich im Erdgeschoss. Von dort ist ein eigener kleiner Garten gut zu erreichen.

Die Zimmer der Bewohner sind mit eigenen Möbeln und Gegenständen eingerichtet sowie mit sinnvollen Hilfsmitteln, z. B. Pflegebetten.

Die Einrichtung der Gemeinschaftsräume bildet einen Mix aus Möbeln und Gegenständen, die gespendet oder neu gekauft wurden bzw. den Bewohnern selbst gehören. Erhöhte Toilettensitze, Wannenlifter, Haltestange im Flur und an den Pflegebetten sind funktional, dienen der Sicherheit der Bewohner und unterstützen die Arbeit des Pflegepersonals. Richtig schick ist die Wohnung eigentlich nicht, aber es wurde der Versuch unternommen, aus dem Vorhandenen etwas Gemütliches herzurichten. Dass die Eingangstür zur WG jetzt immer verschlossen ist, verhindert das ungewollte Weglaufen einiger Bewohner und ist mit den Angehörigen abgesprochen.

Die Bewohner der WG werden Tag und Nacht von einem privaten Pflegedienst betreut.

Die 24-Stunden-Pflege gliedert sich grob in drei Schichten: Früh-, Spät- und Nachtschicht.

Zum Pflegeteam vor Ort gehören meines Wissens AltenpflegerInnen, AltenpflegehelferInnen, SchülerInnen, Praktikanten Innen und FSJlerInnen (FSJ = Freiwilliges Soziales Jahr).

Meist sind drei Betreuer aus dem Team anwesend.

Die meiste Zeit verbringen die Bewohner zusammen in den Gemeinschaftsräumen und sind eigentlich nur zum Schlafen in ihren Zimmern. So haben sie fast immer Ansprache, Abwechslung und Beschäftigung und sind fast nie alleine.

Der Tag in der WG ist klar strukturiert, vor allem durch die Essenszeiten: Frühstück, Mittagessen, Kaffee, Abendbrot. Zwischen den Mahlzeiten liegen zum Beispiel die Grundpflege, der Mittagsschlaf, Krankengymnastik, die Maniküre und Fußpflege, der Friseur (kommen ins Haus) und Beschäftigungsmaßnahmen.

Beschäftigungsmaßnahmen sind dort zum Beispiel: Gespräche, Spiele (z. B. »Mensch-ärgere-Dich-nicht« in Großformat, Sprichwörterraten, Ballspiele), basteln, spazieren gehen, im Garten sitzen, bei Alltagsverrichtungen wie zum Beispiel Kartoffelschälen zu helfen, um noch vorhandene Fähigkeiten aufrechtzuerhalten und dem Betreffenden ein Gefühl des Gebrauchtwerdens und der Anerkennung zu vermitteln, Demenz-Café einmal im Monat; hierbei treffen sich die Bewohner und Betreuer mehrerer WGs in einer Kirche zu Kaffee und Kuchen, Tanz und Musik. Wer möchte, kann dort gegen einen kleinen Unkostenbeitrag teilnehmen. Ein Märchenerzähler kommt zweimal die Woche, liest Geschichten, Märchen und Gedichte vor und nimmt Wünsche der Bewohner entgegen.

Auf individuelle Eigenheiten der Bewohner kann in einer WG in einem gewissen Rahmen gut eingegangen werden; z. B. muss ein Langschläfer nicht schon um 7 Uhr aufstehen. Das Leben soll für die Demenzkranken so angenehm wie möglich gestaltet werden.

Die Wohnung wird je nach Jahreszeiten und Festen geschmückt und verschönert. Auch wird versucht, Orientierungshilfe zu geben: zum Beispiel durch Namensschilder an den Zimmertüren der Bewohner oder durch große Schilder mit den Wochentagen im Wohnzimmer. Der Esstisch wird meistens schön gedeckt. Die Bewohner können Essenswünsche äußern. Betreuer und Bewohner feiern Geburtstage und Feste gemeinsam, oftmals auch mit Angehörigen. Außerdem versuchen die Betreuer, die noch vorhandenen Fähigkeiten der Bewohner zu erhalten. Wer zum Beispiel noch alleine essen kann, wird dazu angehalten, auch alleine zu essen, auch wenn es meist länger dauert und zu größerem Durcheinander führen kann. Hilfestellungen werden natürlich trotzdem durch die Betreuer gegeben. Auch auf ausreichende Ernährung und genügend Flüssigkeitszufuhr wird geachtet.

Angehörige haben jederzeit ohne Anmeldung Zutritt zur

WG. Eine enge Zusammenarbeit zwischen Betreuern und Angehörigen ist der »Normalfall«. Großes Engagement seitens der Angehörigen wird gerne als Hilfe angenommen, sie erhalten dadurch auch besseren Einblick in die Abläufe der WG.

Ich sehe die Demenz-WG ist für meine Oma sehr positiv.

Hier wird sie individuell und liebevoll betreut. In der WG meiner Oma betreuen mindestens zwei Pflegekräfte sechs Bewohner, so dass viel stärker auf die einzelne Person mit ihren Eigenarten und Wünschen eingegangen werden kann. Auch Veränderungen an den Bewohnern oder eine sich anbahnende Krankheit können viel schneller erkannt werden, weil die Betreuer sich viel mehr mit den demenzkranken Bewohnern beschäftigen können.

Die Bewohner können sich in einer WG viel eher zu Hause fühlen, weil sie in einer familienähnlichen Struktur leben und ihren normalen Alltag viel eher weiterleben können als in einem Pflegeheim.

Wir als Angehörige haben das Gefühl, dass meine Oma dort in ihrer Wohngemeinschaft sehr gut aufgehoben ist.

Ich selbst hatte schon immer eine enge Beziehung zu meinen Großeltern. Das Verhältnis zu meiner Oma hat sich durch ihre größere Hilfebedürftigkeit noch vertieft. Ich kann mich zwar auch noch gut an die frühere Zeit mit meinen Großeltern erinnern, aber ich verbringe jetzt einfach viel mehr Zeit mit ihnen.

Schön finde ich, dass meine Oma oft auch noch in der Realität lebt und am normalen Alltagsgeschehen teilnimmt. Manchmal kann man sich noch relativ normal mit ihr unterhalten, sie gibt mir Ratschläge und erinnert sich an viele Dinge. Sie versteht, was man ihr sagen möchte, und kann einem auch vermitteln, was sie sagen möchte. Ihr Wesen hat sich im Zuge der Krankheit nicht gewandelt, so dass ich in ihr noch ganz meine damals gesunde Oma erkenne.

Ich freue mich sehr, wenn sie mich als vertraute Person erkennt, viel Vertrauen in mich setzt und sich, wie ich jedenfalls glaube, mit mir wohl fühlt. Ich nehme sie immer sehr ernst, freue mich, sie zu sehen, und könnte mir auf keinen Fall vorstellen, mich irgendwann mal nicht mehr um meine Großeltern zu kümmern oder mich von ihnen zurückzuziehen. Sie sind fester Bestandteil meines Lebens und meines Alltags, auch wenn es manchmal schwierig ist, alles zu regeln.

»Trotz allem« finde ich das Leben mit meinen Großeltern sehr bereichernd.

Ich bewundere ihre Kraft und Stärke.

Info: Betreute Wohngemeinschaften für Demenzkranke

Betreute Wohngemeinschaften für Demenzkranke sind genau das, was ihr Name aussagt: Demenzerkrankte Menschen wohnen gemeinsam in einer Wohnung und werden dort betreut.

In einer Wohngemeinschaft leben sechs bis acht demenzkranke Menschen wie eine Familie zusammen. Jeder Bewohner hat ein eigenes Zimmer mit eigenem Mobiliar und persönlicher Note, es gibt eine große Küche zur gemeinsamen Zubereitung der Mahlzeiten, mindestens einen großen Gemeinschaftsraum, in dem zusammen gegessen wird, einen großen Raum zum geselligen Beisammensein, behindertengerechte Bäder und Toiletten, einen Flur, kurz und gut, es gibt all das, was eine Großfamilie braucht. Und genau wie in einer Familie weiß man voneinander: Wer steht wann auf, wer isst was am liebsten, wen ärgert was und womit kann ich jemandem eine Freude bereiten. Und ebenfalls genau wie in einer Familie sind alle Mitglieder gleichwertig und keiner soll zu kurz kommen. Einige jedoch wohnen nicht ständig in der WG, sondern kommen von außen und lenken mit Geduld, Zuwendung und Hingabe die Geschicke der anderen: Mehrere Pflegepersonen teilen sich zusammen mit Angehörigen die Betreuung der Wohngemeinschaftsmitglieder. So ist ein geregelter Tagesablauf gesichert.

Doch »geregelter Tagesablauf« heißt nicht, dass vor lauter »Regelung« nicht auf die individuellen Bedürfnisse Einzelner eingegangen wird. Kein demenzkrankes Wohngemeinschaftsmitglied muss sich Strukturen unterwerfen, die weder zu seinem persönlichen Rhythmus noch zu seinen durch die Demenz erworbenen Defiziten passen. Zeit spielt keine Rolle, Zeit-»Korridore« (s. S. 37 f., 75 f.) gibt es nicht, niemand wird zur Eile angetrieben und keiner zurückgewiesen, wenn er jetzt in diesem Augenblick besondere Zuwendung braucht. Die Wohngemeinschaft ist für die Erkrankten da und nicht, wie im Pflegeheim, umgekehrt die Bewohner für das Heim. Das heißt: In der WG bestimmen die Bewohner bzw. deren Angehörige die Strukturen, während im Pflegeheim die Bewohner den dort bestehenden Strukturen unterworfen sind.

Dies mag ein Grund für die stetig wachsende Zahl von betreuten Wohngemeinschaften für Demenzkranke sein – vom einzelnen Modellprojekt 1995 in Berlin ausgehend gibt es inzwischen 250 im gesamten Bundesgebiet.

Ein weiterer Grund liegt in der Tatsache, dass die Mitglieder der WG in einer Privatwohnung leben, d. h., sie sind unabhängig von den gesetzlichen und wirtschaftlichen Rahmenbedingungen eines Pflegeheimes. Dies lässt genau den Gestaltungsspielraum zu, welchen sich die WGs bzw. die Angehörigen der Bewohner zu Nutze machen. Vor diesem Hintergrund ist es einleuchtend, dass fast jede WG ihr eigenes Konzept hat und fast alle unterschiedlich strukturiert sind.

Deswegen seien hier lediglich zwei Konzepte genannt:

Die WG als ambulant betreute Wohngemeinschaft

- Es gibt eine fest angestellte »Hausmutter« als kontinuierlich anwesende Ansprech- und Bezugsperson;
- zur pflegerischen Betreuung der Bewohner wird ein ambulanter Pflegedienst in die Privatwohnung bestellt, d. h., genau wie im Einzelhaushalt zu Hause stimmen der Bewohner bzw. dessen Betreuungsperson mit dem Pflegedienst den tatsächlichen Pflegebedarf ab;
- Angehörige sind eng in die Betreuungs- und Organisationsarbeit eingebunden.

Die WG mit festem Pflegepersonal

Die Bewohner werden rund um die Uhr von mindestens zwei Pflegerinnen tagsüber (Früh- und Spätschicht) und einer Pflegeperson nachts betreut.

Alle betreuten Wohngemeinschaften für Demenzkranke weisen mindestens **diese Vorteile auf:**

- Angehörige oder bisher pflegende Bezugspersonen brauchen nicht plötzlich loszulassen, denn sie können – je nach eigener Zeit- und Kräfteeinteilung – weiter an der Pflege, Betreuung und Begleitung des Demenzkranken teilhaben; sie wissen ihr erkranktes Familienmitglied in bestmöglicher Betreuung und Umgebung und können sich von einem schlechten Gewissen frei machen.
- Es gibt
  - familienähnliche Strukturen;
  - individuelle Tagesgestaltung – jeder kann aufstehen, wann er möchte, essen, was ihm schmeckt, usw.;
  - individuelle Betreuung mit Zeit für emotionale Zuwendung, Beschäftigung und sinngebende Tagesgestaltung;

- Erhalt und Förderung bestehender Alltagskompetenzen (Einkaufen, Putzen, Kochen) – fördert Selbstwertgefühl und beugt Depressionen vor;
- Gemeinschaftserleben – vermittelt Freude, weckt Verantwortungsgefühl und vermeidet Rückzug;
- Haustiere – die Haltung von Haustieren ist ausdrücklich erwünscht.

• Vermeidung von
  - Heimunterbringung;
  - Psychopharmaka-Gaben – ausschließlich »dämpfende« Medikation muss nicht gegeben werden, denn größere Vitalität ist erwünscht;
  - Burn-out-Symptomen beim eingesetzten Pflegepersonal – der Krankenstand der hier tätigen Pflegepersonen ist sichtbar gering;
  - Vermeidung von Überforderung bei pflegenden Angehörigen – den Umfang ihres Einsatzes können sie selbst bestimmen.

• Kostendeckendes und nicht gewinnorientiertes Wirtschaften.

Nachteile einer betreuten Wohngemeinschaft:

Eine betreute Wohngemeinschaft kann nur dann zustande kommen und funktionieren, wenn sich zukünftige Bewohner oder deren Angehörige/gesetzliche Betreuer bzw. entsprechende Interessenvetretungen (gemeinnützige Vereine) engagieren.

Wie ist eine betreute Wohngemeinschaft für Demenzkranke organisiert?

Es hat sich im Laufe der Existenz solcher WGs bewährt, dass Privatwohnung(en) für eine betreute WG für Demenzkranke von einem Generalmieter angemietet werden. Dieser kann die Deutsche Alzheimer Gesellschaft e.V. sein, Freunde alter Menschen e.V., Die Autonomia GmbH, örtlich andere (gemeinnützige) Vereine bzw. Zusammenschlüsse von Interessenten. Vorteil eines Generalmieters ist, dass Wohnungsbesitzer nur einen Ansprechpartner haben und die Mietverträge langfristig abgeschlossen werden können. Nebenkosten (Wasser, Strom, Heizung, Müllabfuhr usw.) können dem Generalmieter in Rechnung gestellt werden, der diese dann auf die Einzelmiete umgelegt.

Im Einvernehmen mit dem Wohnungseigentümer wird die in Frage kommende Wohnung entsprechend den Bedürfnissen einer WG für Demenzkranke umgebaut. Ist die Wohnung fertig gestellt bzw. existiert sie schon und ein Zimmer wird frei, dann vergibt der Generalmieter dem Demenzerkrankten bzw. seinem Angehörigen oder gesetzlichen Betreuer einen Einzelmietvertrag. Dann legen die Angehörigen in gemeinsamem Konsens fest:

- wer die Pflege und Betreuung bereitstellt,
- wie Pflege und Betreuung strukturiert sein sollen,
- wer in der Wohnung wohnen darf,
- wie die Wohnung gestaltet und ausgestattet wird,
- was für die Bewohner und/oder die Wohnung angeschafft wird,
- was außerhalb des Pflegealltags geschehen soll (Feste gemeinsam gestalten und begehen, Ausflugsfahrten etc.)
- usw.

Kosten (Stand Januar 2006)
ca. 1.800,– bis 2.300,– € je nach Pflegebedürftigkeit. Davon übernimmt einen Teil die Pflegekasse.

Ca. 500,– € für Wohnung, Energie, Telefon und Wirtschaftsbedarf je nach Größe und Ausstattung der Wohnung.

Ca. 250,– € Haushaltsgeld – über die Höhe des Haushaltsgeldes entscheiden die Bewohner bzw. ihre Angehörigen oder Betreuer selbst.

Können Betroffene und ihre Angehörigen die Kosten nicht vollständig aus der Rente oder dem Vermögen bezahlen, übernimmt das Sozialamt die Restkosten.

In Berlin gilt seit dem 01.09.2005 eine Tagespauschale für ambulante Wohngemeinschaften ausschließlich für Demenzkranke. Ab Pflegestufe II beträgt die Pauschale insgesamt 94,02 € (Stand: Januar 2006)

Links:
www.alzheimerwgs.de/article.html?ID=125

Weitere Hilfe
zu den Fragen
- Wie finde ich eine bereits bestehende betreute WG für Demenzkranke?
- An wen kann ich mich wenden, wenn ich selber eine betreute WG für Demenzkranke gründen möchte?
- Wer hat weiterführende Informationen?

bietet:
Freunde alter Menschen e.V., Geschäftsführer Klaus W. Pawletko
Hornstr. 21, 10963 Berlin
Tel.: (030) 691-1883
info@freunde-alter-Menschen.de, www.famev.de

13 »Es wurden klare Aufgaben verteilt«

Martin K., 51, mit Mutter, 78, Diagnose: Alzheimer seit 3 Jahren

Meine Mutter bewirtschaftete zusammen mit meinem Vater einen eigenen Bauernhof und hat zwischen ihrem 27. und 44. Lebensjahr 6 Kinder geboren, von denen ich das älteste bin. Die Eltern hatten den Hof an den zweitältesten Sohn übergeben, als die Mutter 66 Jahre alt war. Die letzten Jahre vor Ausbruch der Alzheimer-Krankheit lebte sie allein mit meinem Vater im Wohnhaus des Hofes. In ihrer Ehe hatten sich meine Eltern immer mehr auseinander gelebt und gingen im Alltag meist getrennte Wege; meine Mutter reiste gern, sooft sich ihr eine Gelegenheit bot.

Etwa 5 Jahre vor der Diagnosestellung kam bei mir der Verdacht auf, dass meine Mutter Gedächtnisverluste zeigte, die mir nicht mehr alterstypisch erschienen. Sie lehnte allerdings jeden Vorschlag zur ärztlichen Untersuchung vehement ab. Problematisch wurde die Persönlichkeitsveränderung meiner Mutter zu dem Zeitpunkt, als sie immer mehr auf briefliche und telefonische Werbeversprechen zu Geldgewinnen reagierte. Sie bestellte in meinen Augen oft völlig unnütze Dinge und vergaß auch Zahlungen, so dass es zunehmend zu Mahnungen kam. Mein Vater hatte ihr ihre kleine Rente und Haushaltsgeld zugestanden, das auf ihr eigenes Konto überwiesen wurde. Dieses Geld reichte ihr kaum noch für ihre Bestellungen, so dass er manche Bezahlung übernehmen musste. Das führte zu noch stärkeren Spannungen und häufigem Streit zwischen meinen Eltern; mein Vater beklagte sich zunehmend bei mir über das Verhalten meiner Mutter.

Ich tauschte mich mit meinen zwei Schwestern aus, damit wir gemeinsam meine Mutter zum Verzicht auf die Lockangebote bewegen könnten.

Dabei entstand dann auch die Idee, dass meine jüngste Schwester sie zu einem Besuch in der gerontopsychiatrischen Ambulanz der Uniklinik Heidelberg bewegen könnte und dies mit einem gemeinsamen Besuch der Stadt verbinden könnte. Auf dieses Angebot ließ sich meine Mutter dann ein und bekam mit 75 Jahren, etwa 5 Jahre nach dem ersten Verdacht, dort auch die Diagnose »Verdacht auf Demenz bei Alzheimer-Krankheit mit spätem Beginn« gestellt.

Als ich die Diagnose hörte, war ich eher erleichtert, dass ich endlich Klarheit über meine Befürchtung hatte. Gleichzeitig machte ich mir Sorgen darüber, dass sie im Laufe ihres Persönlichkeitsverlustes immer mehr ihre Eigenständigkeit verlieren würde. Ich stellte mir auch recht deutlich vor, dass ihre Fähigkeiten im Haushalt und in der Freizeit immer mehr abnehmen würden. Deshalb sah ich eine zunehmende Verpflichtung zur Betreuung und Pflege meiner Mutter auf mich zukommen. Da sich die Beziehung meines Vaters zu meiner Mutter immer mehr verschlechtert hatte, erwartete ich auch von ihm keine Beiträge zur Betreuung meiner Mutter.

Auf Initiative meiner jüngsten Schwester kam dann ein Treffen aller 6 Kinder zustande, um über die Situation der Eltern zu reden. Eine Einigkeit unter uns Geschwistern war nicht vorauszusehen, weil schon frühere Gespräche über eine bessere Versorgung der Eltern keine gemeinsame Resonanz gefunden hatten. Deswegen fand das Gespräch auf Anregung eben dieser Schwester unter der Leitung eines professionellen Mediators (Vermittlers) statt. Das Gespräch sollte auf neutralem Boden geführt werden und der Mediator eine neutrale Person sein. Sein Honorar wurde auf alle gleichmäßig verteilt.

Da alle der Ansicht waren, dass »etwas« geschehen musste, erklärten sich auch alle sechs Geschwister mit einem solchen Vorgehen einverstanden.

Das Gespräch verlief wie folgt:

Der Mediator legte nur zwei Gesprächsregeln fest:

1. Alle werden angehört und keiner wird unterbrochen;
2. alle Anliegen eines jeden Kindes sind gleichwertig.

Dann wurden alle Anliegen von allen Geschwistern gesammelt. Es kamen sehr viele Punkte zusammen, die inhaltlich zusammengefasst und nach Dringlichkeit aufgelistet wurden.

Der wichtigste Punkt war ein Gespräch mit den Eltern, wie die Haushaltsversorgung und die pflegerische Betreuung der Mutter gelöst werden könnten. Eine Schwester, der Hoferbe und ich übernahmen diese Aufgabe. Weiter wurde vereinbart, die anderen Punkte in weiteren Treffen nacheinander abzuarbeiten. Weil eine offene Gesprächsatmosphäre hergestellt werden konnte, habe ich mich als Ältester bereit erklärt, die weiteren Gespräche zu leiten, so dass wir auf den Mediator verzichten konnten.

Im Gespräch mit den Eltern war es dann allerdings so, dass nur meine Schwester und ich die heiklen Punkte der Haushaltsversorgung und pflegerischen Betreuung der Mutter ansprachen (heikel deshalb, weil die Mutter selbst keine Notwendigkeit für Unterstützung in beiden Bereichen sah). Der Hoferbe engagierte sich nur für die Betreuung des Gartens, da er sich davon einen eigenen Nutzen versprach. Überraschenderweise erklärte sich unser Vater bereit, sich um den Haushalt kümmern zu wollen, da er keine Haushaltshilfe im Haus wollte. Uns war das angenehm, da wir bei einer weiblichen Haushaltshilfe Eifersuchtsszenen der Mutter befürchten mussten, wie sie die letzten Jahre davor immer mehr zum Vorschein gekommen waren.

Für die Pflege vereinbarten wir eine Kontaktaufnahme mit dem örtlichen ambulanten Pflegedienst.

Im zweiten Geschwistergespräch wurden weitere konkrete Aufgaben verteilt. Sie umfassten Aufräumarbeiten in verschiedenen Bereichen des Haushaltes, nachdem diese von unserer Mutter über Jahre hinweg vernachlässigt worden waren. Diese wurden nach und nach erledigt. Ich übernahm zusätzlich die Aufgabe, alle Werbeangebote, die meine Mutter auf ihre vielen Antworten hin bekam, abzuwickeln durch Anschreiben der Firmen, Kündigen von Verträgen und Androhen von Klagen. Ich erhielt von der Mutter eine Kontovollmacht (s. S. 54 ff.), um sie bei der Verwaltung ihrer Rente zu unterstützen und sie anzuhalten, ihr Geld gezielt auszugeben. Weiter übernahm ich die Arztbesuche und die Medikamentenbeschaffung sowie nach und nach das Richten der Medikamente, den ganzen Schriftverkehr mit der Pflegekasse und die ganze Organisation der Betreuung und die Kontakte zu den einzelnen Einrichtungen. Dazu verbrachte ich einmal in der Woche einige Zeit mit der Mutter und/oder dem Vater. Die beiden Schwestern hatten die Sichtung und Sortierung der Kleidung der Mutter übernommen und kümmerten sich nach und nach darum; da mein Vater sich selbst um eine Hilfe zum Putzen gekümmert hatte, entfiel diese Aufgabe für meine Schwestern.

In dieser Zeit ging ich auf Wunsch des Vaters mit den Eltern zum Notar, um eine Vorsorgevollmacht (s. S. 57 f.) für beide aufzustellen. Als Bevollmächtigte wurden jeweils die vier Geschwister eingesetzt, die die Eltern wenige Jahre zuvor in einer freiwilligen Verfügung (s. S. 59 f.) eingesetzt hatten.

Fazit:

Durch die klare Aufgabenverteilung war es gelungen, die Unterstützung für die Mutter aufzubauen und den Vater ebenfalls zur Übernahme von Aufgaben zu bewegen. So konnten beide über 2 Jahre weiter zu Hause leben.

Es hatte sich aber im Verlauf auch gezeigt, dass meine beiden Schwestern und ich unsere Aufgaben gewissenhaft erledigten; die anderen drei Brüder mussten eher dazu gedrängt werden. Der Hoferbe als zweitältester Bruder verabschiedete sich von den Geschwistertreffen unter nichtigem Vorwand. Er nahm zukünftig nur geringfügige Pflichten wahr.

Der drittälteste Bruder, die beiden Schwestern und ich halten laufend Kontakt und tauschen uns aus. Zwischen uns hat sich eine offenere Beziehung entwickelt, in der auch unterschiedliche und gegensätzliche Ansichten thematisiert werden können.

Inzwischen lebt meine Mutter seit einem halben Jahr in einem Altenpflegeheim. Zuvor hatten sich bei ihr aus einer Erkältung heraus ein Kreislaufkollaps und eine Lungenentzündung entwickelt. Zu Hause hatte sie immer schlechter gehen und stehen können und war immer wieder gestürzt. Mein Vater hatte sie daraufhin immer mehr eingeschränkt, sie häufig vor den Fernseher gesetzt, ihr das Aufstehen ohne seine Hilfe verboten und begonnen, ihr das Essen zu reichen (er sagt »füttern« dazu, was aus seinem beruflichen Wortschatz in der Landwirtschaft erklärbar ist).

Sie sitzt jetzt nur noch im Rollstuhl und kann auch mit dem Essen alleine nicht mehr zielgerichtet umgehen. Mein Vater besucht sie mehrmals in der Woche und am Wochenende nachmittags und unternimmt mit ihr Ausflüge mit dem Auto und Besuche außerhalb des Heims.

Ich besuche sie regelmäßig einmal wöchentlich. Ich gehe immer zum Abendessen hin, setze mich ganz eng zu ihr und unterstütze sie bei der Nahrungsaufnahme. Sie reagiert zunehmend offener auf mich, lächelt mich auch wieder an und streichelt meine Hand. Darüber bin ich sehr glücklich, nachdem ich lange immer mehr Ablehnung von ihr gespürt habe. Meine anderen fünf Geschwister besuchen sie eher unregelmäßig.

Info: Der Mediator als Vermittler

Bei der Begleitung eines demenzerkrankten Familienmitgliedes lastet sehr häufig die gesamte Pflege des Betroffenen auf einer einzelnen Person. Manchmal ist es so, dass dieser Person ganz selbstverständlich die Pflege überlassen wird, obwohl andere Verwandte dem Betroffenen genauso nahe oder sogar noch näher stehen als sie. Es hat sich einfach so ergeben. Und nun steht die Person alleine da mit der schweren, kräfte- und nervenzehrenden Aufgabe der Dauerpflege des Demenzkranken.

Konflikte mit den übrigen Familienmitgliedern sind programmiert: Die pflegende Person fühlt sich überlastet, im Stich gelassen, wünscht sich mehr Hilfe; die restlichen Familienmitglieder sind der Meinung, sie hätten genug getan oder könnten sich ganz aus der Situation zurückziehen.

Die unterschiedlichen Interessen, unterschiedlichen Wahrnehmungen und Missverständnisse können sehr schnell zu ernsthaften Konflikten führen, die, obwohl der Versuch gemacht wurde, aus eigener Kraft der Beteiligten nicht mehr zu lösen sind. Wenn sich die Beteiligten eigentlich gegenseitig helfen wollen und im Guten einigen möchten, dann kann die Einschaltung eines Mediators eine sinnvolle Möglichkeit sein.

Was ist ein Mediator?

Als Mediator bezeichnet man einen *neutralen Vermittler*. Er ist speziell zum Vermitteln in Konflikten ausgebildet. Er kommt hauptberuflich aus dem Rechtswesen, der Pädagogik, der Psychologie, der Kommunikation oder der Wirtschaft und wird dementsprechend eingesetzt.

Was macht ein Mediator?

Ein Mediator führt mit den Beteiligten eines Konfliktes ein bis mehrere gemeinsame Gespräche. Diese Gespräche haben feste Regeln, die zu Beginn gemeinsam festgelegt werden; Regeln können sein:

- Die Erwartungen der Beteiligten werden geklärt;
- Person und Sache werden getrennt;
- alle werden angehört und keiner wird unterbrochen;
- alle Anliegen eines jeden sind gleichwertig;
- alle Anliegen von allen Beteiligten werden gesammelt;

- und nach Dringlichkeit aufgereiht;
- Lösungen werden gesucht und verbindlich festgelegt;
- ein erneutes Treffen wird vereinbart, dabei soll überprüft werden, ob die Lösungen für alle Beteiligten befriedigend sind;
- neue Lösungen werden gesucht und verbindlich festgelegt.

Warum ein Mediator?

- Um das Gespräch miteinander wieder in Gang zu bringen;
- um unterschiedliche Sichtweisen und Interessen zu klären;
- um neues Vertrauen zu entwickeln;
- um sich auf neue, kreative, vielleicht auch ungewohnte Lösungen einzulassen.

Was ist das Ziel eines Mediationsgespräches?

Ziel ist es, eine verbindliche, in die Zukunft weisende Vereinbarung zu treffen.

Was kostet ein Mediator?

Eine Mediationssitzung dauert ca. 1,5–2 Stunden und kostet 100,– bis 250,– € pro Stunde (Stand Januar 2006).

Wie finde ich einen Mediator?

z. B. unter www.mediation-heidelberg.de

Dort sind alle Mediatoren, die im »Heidelberger Institut Mediationspraxis« ihre Ausbildung abgeschlossen haben, nach Postleitzahlen aufgelistet.

Links:

www.de.wikipedia.org/w/index.php?title=Mediation
www.steinberg-mediation-hannover.de
www.mediation-heidelberg.de

Alternativen zu einem kostenpflichtigen Mediator bieten auf Anfrage:

- der sozialpsychiatrische Dienst des Gesundheitsamtes,
- die Familienberatungsstellen der Kirchen,
- Pro Familia.

14 »Von da an war es *›meine‹* Mutter!«

Thomas S., 46, demenzkranke Mutter, verstorben in diesem Jahr mit 69 Jahren

Unsere Mutter war eine zierliche Person, streng katholisch erzogen, stets ordentlich, bescheiden und zufrieden. Sie sah bis zum Ausbruch ihrer Demenzerkrankung immer etwa zehn Jahre jünger aus, als es ihrem tatsächlichen Alter entsprach.

Unsere Eltern hatten gerade zwei Jahre zuvor ein Haus gebaut, als unser Vater mit 41 Jahren verstarb. Im Alter von 36 Jahren stand unsere Mutter mit uns drei Kindern, zwei Söhnen und als Jüngster einer Tochter, alleine da. Dieser Schicksalsschlag schweißte uns vier zusammen.

Unsere Mutter ermöglichte durch Sparsamkeit und gutes Wirtschaften, dass der Lebensstandard gehalten wurde und wir Kinder nie auf wichtige Sachen verzichten mussten. Trotz ihrer minimalen Witwenrente fuhren wir jedes Jahr in einen Sommer- und Winterurlaub.

Unsere Mutter tat alles in ihrer Kraft Liegende, um ihre Kinder gerecht und gut christlich zu erziehen, ihnen den beruflichen Erfolg zu ermöglichen und für das weitere Leben gerüstet zu sein. Sie hoffte immer, noch einmal einen lieben und netten Mann als neuen Lebenspartner zu finden, besonders als wir Kinder erwachsen waren, aber das blieb ihr versagt. Sie wollte noch viel von der Welt sehen und sich an ihren drei Enkelkindern erfreuen.

Bereits viele Jahre vor der Diagnose bemerkte ich, dass unsere Mutter sich nur noch maximal eine Stunde konzentrieren konnte. Das Schlüsselerlebnis ereignete sich bei einem Ausflug per Fahrrad: Sie fing während des Radelns an zu träumen, was natürlich zu einem Sturz führte, bei dem sie sich den Ellbogen ausrenkte. Körperliche Erschöpfung konnte nicht der Grund sein, da sie Radfahren über diese Distanz gewohnt war. Da ihr schon einmal ein schwerer Verkehrsunfall mit dem Fahrrad aus Unachtsamkeit passiert war, *wusste* ich, dass von nun an immer öfter Unfälle durch mangelnde Aufmerksamkeit geschehen würden.

Dabei war unsere Mutter gerade einmal 55 Jahre alt!

Ich studierte damals an einer Universität in einer anderen Stadt und fuhr nur selten nach Hause. Meine Geschwister lebten auch in anderen Städten und kümmerten sich um ihre berufliche Karriere. Vier Jahre nach dem Schlüsselerlebnis zog ich wieder zurück in eine eigene Wohnung im Elternhaus – entgegen dem Rat meiner Freundin und meiner Freunde. Drei Jahre später gründete ich meine eigene Firma und wagte den Sprung in die berufliche Selbstständigkeit.

In dieser Zeit zeigte unsere Mutter starke Unsicherheit beim Autofahren und konnte längeren Gesprächen kaum noch folgen. Die Anzeichen einer beginnenden Demenz wurden deutlicher.

10 Jahre nach meinem ersten Verdacht lautete die ärztliche Diagnose: leichte Demenz, vermutlich vom Typ Alzheimer! Sie war 65 Jahre alt.

Unsere Mutter weinte bitterlich und verzweifelt, als die Ärzte ihr die Diagnose mitteilten, und sagte: »Ich bin doch nicht verrückt!« Sie weinte hier das letzte Mal, bis zu ihrem Tod!

Mein erster Gedanke war: Also doch!

Dann überkam mich ein Gefühl, als ob ich unschuldig zu 10 Jahren Freiheitsentzug verurteilt worden wäre!

Zunächst beschlossen wir Kinder, unsere Mutter *nicht* über ihr zukünftiges Schicksal und Elend aufzuklären, um ihr weitere Angst zu ersparen. Außerdem sollten nur unsere nächsten Verwandten und unsere Mieterin – eine langjährige Freundin unserer Mutter – eingeweiht werden.

Dann fragten wir unsere Mutter, wo und wie sie alt werden

möchte, was sie noch erleben möchte, was sie auf keinen Fall will.

Unsere Mutter wollte *zu Hause weiterleben wie bisher, niemals in ein Alters- oder Pflegeheim und zu Hause im Kreise ihrer Familie sterben.*

Mutters ausdrücklicher Wille wurde in einer Vorsorgeverfügung (s. S. 57 f.) und für den medizinischen Teil in einer Patientenverfügung (s. S. 210 ff.) niedergeschrieben und von ihr unterschrieben. Des Weiteren erteilte sie mir eine Generalvollmacht (s. S. 54 ff.) und diverse Einzelvollmachten bei den Banken. (Diese schriftlichen Willenserklärungen und Vollmachten zeigten sich später als extrem wichtig!)

Dann kam die entscheidende Frage, *wer* diese Wünsche der Mutter umsetzen sollte:

- Meine Schwester konnte aus beruflichen, familiären und emotionalen Gründen unsere Mutter nicht pflegen, war aber bereit, ihren Anteil für einen Pflegeheimplatz zu bezahlen.
- Mein Bruder konnte und wollte unsere Mutter nicht pflegen und auch nichts bezahlen.
- Die Schwägerin lehnte grundsätzlich alles ab, was nach Arbeit aussah.
- Ich wohnte ja schon im gleichen Haus.
- Ich bin als Einziger ledig.
- Ich war selbstständig, konnte mir also die Zeit einteilen.
- Beim Unterbringen in ein Pflegeheim schätzten wir eine Zuzahlung von mindestens 500,– € pro Monat und Kind.

Also blieb nur ich übrig, unsere Mutter, so gut wie eben möglich, bis zum Tod zu pflegen!

Ich nahm die Aufgabe mit allen Konsequenzen an, und von hier ab war es »*meine*« *Mutter.*

Ich hatte wirklich unglaubliches Glück, wenn ich meine Mutter mit den »normalen« Demenz-»Fällen« vergleiche! Unsere Konstellation von Pflegendem und Pflegebedürftiger, samt deren positiven Eigenschaften, wird es nur äußerst selten geben:

Ich bin jung, gesund und kräftig, lernfähig, rational, vertrauenswürdig und bescheiden.

Meine Mutter war leicht und zierlich, lieb, grundzufrieden, anspruchslos, vertrauensvoll und meist folgsam. Der körperliche Zustand meiner Mutter war außergewöhnlich gut! Und zunächst verlief die fortschreitende Demenz langsamer und relativ problemloser als erwartet.

Nach der Diagnose »Alzheimer-Demenz« verschwiegen wir den Nachbarn im Dorf fast zwei Jahre lang ihre Krankheit, um der Mutter nicht in den Rücken zu fallen und sie nicht noch mehr zu verunsichern. So konnte sie noch in Begleitung ihrer Freundin ungeniert an den Veranstaltungen in der Gemeinde teilnehmen.

Dann sprach mich eine gut gesinnte Nachbarin an, ich möchte doch einmal meine Mutter energisch darauf hinweisen, dass sie ständig die gleichen Geschichten erzähle. Ein halbes Jahr später fragte mich Mutters ehemalige Sportleiterin, ob es sein könne, dass meine Mutter unter Gedächtnisstörungen leide. (Deren Mutter ist nämlich auch demenzerkrankt, aber im Alter von 100 Jahren!)

Ab diesem Zeitpunkt ging ich in die Offensive und bestätigte den Nachbarn, dass meine Mutter seit Jahren an Demenz leide. Das wurde schnell im ganzen Dorf publik, denn meine Mutter war überraschend vielen Leuten bekannt.

Jetzt fragten einige Nachbarn und Bekannte mich direkt und wollten die genaue Ursache der Demenz wissen. Der Tenor lautete: Wir wunderten uns schon eine Weile, aber dass es so schlimm ist, ahnten wir nicht. Und ob ich denn die Mutter überhaupt richtig pflegen könne; ob ich denn nichts Besseres zu tun hätte.

Es folgte der Rückzug fast aller Nachbarn, als sei die Demenz ansteckend; teils aber auch aus Verunsicherung darüber, wie sie sich richtig verhalten sollen.

Dass sich alle Verwandten zurückzogen, empfand ich viel schlimmer! Ein- bis zweimal pro Jahr durften wir für ein paar Stunden zu Besuch kommen, kostenlose Ratschläge und Misstrauen, ob die Mutter von einem Sohn auch richtig gepflegt werden könne, inklusive.

Meine Schwester nahm die Mutter während ihrer besseren Jahre jedes Jahr zu Weihnachten für eine Woche zu sich, was natürlich stets mit einem Ehekrach endete.

Einzig Mutters ältester Bruder, der an der Nordsee lebt und nach dem Tod seiner Frau dort vereinsamt, erlaubte uns danach, ihn in der Weihnachtszeit und an Ostern für vierzehn Tage zu besuchen! Die Mutter genoss sichtlich die Urlaube an der Nordsee, für mich bedeutete es doppelten Stress.

Zwei Jahre lang brachte ich die Mutter jede Woche einmal für 5 Stunden zum Betreuungsnachmittag der Alzheimer Gesellschaft. Nach anfänglicher Scheu fühlte sich Mutter sehr wohl und wurde dort bestens und liebevoll betreut, auch wenn im Laufe der Woche alle Gesichter wieder vergessen wurden.

(Eine Anmerkung am Rande: Die gleichen professionellen, studierten Pflegekräfte der Alzheimer Gesellschaft, die mich damals warnten, ich würde mein Leben ruinieren und als Laie unmöglich eine demenzkranke Person bis zum bitteren Ende pflegen können, bestätigen mir heute, dass niemand in der Betreuungsgruppe immer so adrett ausgesehen und so viel Zufriedenheit ausgestrahlt habe wie meine Mutter. – Ein spätes, aber tröstliches Lob.)

Für *mich* änderte sich mein soziales Umfeld insofern, dass ich mich von meiner langjährigen Freundin einvernehmlich trennte, weil kein eigenes Privatleben mehr möglich war. Auch Unternehmungen mit meinen Freunden musste ich stark einschränken und später fast aufgeben. Beruflich konnte ich immer weniger Aufträge annehmen und Geld verdienen und musste schließlich meine Firma ganz aufgeben.

Ohne den ermutigenden Zuspruch und das Fachwissen unserer Mieterin, zugleich Mutters langjährige Freundin (eine ehemalige Krankenschwester, die selbst zwei Verwandte bis zu deren Tod gepflegt hatte), die mich immer wieder darin bestätigte, dass Mutter optimal gepflegt würde, hätte ich dem psychischen Druck und der Besserwisserei der Verwandten nicht standgehalten. Diese Freundin kannte Mutter gut und kümmerte sich gelegentlich stundenweise um sie, ging mit ihr spazieren oder einkaufen.

Bereits ein Jahr nach der Diagnosestellung bewältigte Mutter den gesamten Haushalt nicht mehr, ich musste die Kleidung waschen und die Wohnung putzen. Sie stellte plötzlich auch das Kochen ein und konnte sich nicht mehr selbst ordentlich duschen.

Ich musste also auch noch ihre Körperpflege übernehmen. Dies erforderte eine Überwindung der Scham auf beiden Seiten und zusätzlich des Ekels auf meiner Seite.

Später traten die häufigen nächtlichen Exkursionen zur Toilette und anschließend durch die ganze Wohnung in den Vordergrund. Im letzten Jahr fand sie nicht mehr zurück ins Bett, weshalb ich dann mit in ihrer Wohnung wohnte, damit ich es merken und eingreifen konnte.

Das letzte halbe Jahr war die Hölle:

Nach einem zweiten Oberschenkelbruch kam Mutter total laufunfähig und fast bewegungsunfähig aus der Reha-Klinik zurück. Trotz des Dauerkatheters verspürte sie nachts ständigen Harndrang und musste jede Nacht vier, fünf Mal hintereinander zur Toilette getragen werden. In ihrer Verwirrtheit riss die Mutter stets an dem Dauerkatheter herum. Als der Dauerkatheter auch noch häufig verstopfte, ließ ich ihn wieder vom Arzt entfernen. Seitdem musste ich täglich Mutter baden und das Bett waschen, trotz der Inkontinenzwindeln.

Während des Klinikaufenthalts verlernte die Mutter, sich selbstständig im Bett herumzudrehen, was einen kleinen Dekubitus (Druckgeschwür) an der Ferse zur Folge hatte. Es musste rasch eine Anti-Dekubitus-Matratze her. Es dauerte ganze drei

Wochen, bis ich die Matratze abholen konnte. Ab jetzt musste ich bei der Mutter im Zimmer schlafen, um sie regelmäßig alle zwei Stunden umzulagern und ihre dringenden *Bedürfnisse zu erahnen*, denn die Mutter sagte nichts. Sie jammerte nicht, sie litt still vor sich hin. Ich installierte dann Bewegungsmelder mit Kamera und Alarmschaltung, um jegliche Regung zu erfassen und reagieren zu können. Die Mutter bekam bis zu ihrem Tod keine Druckgeschwüre!

Die einsetzenden und sich immer weiter verschlimmernden Schluckstörungen machten der Mutter das Essen und Trinken sehr schwer. Die Mahlzeiten dauerten so lange, dass sie fließend ineinander übergingen, Frühstück – Mittagessen – Kaffeetrinken – Abendessen. Tag für Tag.

Die Mutter erhielt bis zu ihrem Tode keine Leistungen aus der Pflegeversicherung!

In diesem letzten halben Jahr der Pflege alterte ich enorm und erschöpften sich meine Kräfte total!

In der Zeit ihrer Krankheit war meine Mutter immer genügsam, sie beschwerte sich nie über meine rudimentären Kochkünste. Im letzten Jahr war sie hilflos wie ein kleines Kind, auch genauso vertrauensvoll zu mir. Sie war stets lieb, nett und zurückhaltend, schimpfte und jammerte nicht, litt einfach vor sich hin.

Sie lächelte immer zurück, wenn man freundlich zu ihr war. Sie wartete überall geduldig, bis ich sie wieder abholte.

Aber ich kann mich nur an fünf lustige Begebenheiten in den fünf Jahren der Pflege erinnern!

Und dennoch: Ich würde meine Mutter wieder selbst pflegen!

Memorandum zur verlorenen eigenen Lebenszeit bei der Pflege demenzerkrankter Angehöriger

Ich finde, die Pflegezeit eines demenzkranken Angehörigen ist verlorene eigene Lebenszeit, sofern man als junger Mensch die Eltern pflegen muss!

- Die Diagnose »Morbus Alzheimer« gleicht einem Todesurteil für den Betroffenen. Der Demenzkranke stirbt langsam geistig, mit vielen Ängsten und Nöten, bevor sein Körper nachfolgt.
- Für die Angehörigen bedeutet die Diagnose gravierende Einschränkungen in ihrem Leben bis hin zum langjährigen »Freiheitsentzug«, da 24 Stunden am Tag, 365 Tage pro Jahr, jemand für das an Demenz erkrankte Familienmitglied zugegen sein muss.
- Bei der Pflege im Pflegeheim bedeutet es häufig ganz einfach den finanziellen Ruin, zunächst für den Erkrankten selbst und anschließend für seine nächsten Angehörigen. Bis zum Tod, nach ungefähr 10 Jahren, fallen enorme Kosten an, welche die meisten Betroffenen in ihrem ganzen Leben nicht verdient haben dürften. (Ich denke hier z. B. an die klassische Hausfrau.)
- Für die reine Beaufsichtigung von Demenzkranken, die ansonsten weniger als 45 Minuten Pflege pro Tag bedürfen, besteht derzeit keinerlei Anspruch auf Leistungen aus der Pflegeversicherung.

Man muss die Konsequenzen dieser schlimmen Erkrankung ins Verhältnis setzen zum normalen, gesunden Lebensverlauf.

Zum Beispiel nehmen wir einmal normale, nur von leichten Krankheiten betroffene Großeltern, so wie ich sie noch erleben durfte. Sie waren bis ins hohe Alter selbstständig, ohne körperliche Gebrechen, geistig rege, für uns Enkelkinder immer da, erzählten Geschichten, unternahmen Ausflüge und unterstützten uns selbst im Studium noch mit manch zugesteckter Mark. Schließlich erbten die Eltern einen Teil des Vermögens der verstorbenen Großeltern.

Jetzt betrachten wir die Situation von Enkeln mit einem demenzkranken Großelternteil. Der pflegende Großelternteil wird kaum Zeit für sie finden, etwas mit ihnen zu unternehmen. Der erkrankte Großelternteil wird ihnen keine Geschichten vorlesen, eher umgekehrt. Die Enkel müssen wahrscheinlich gelegentlich sogar schon auf den Demenzkranken aufpassen, wenn die Erwachsenen für eine Augenblick etwas anderes machen möchten. Der demenzkranke Großelternteil wird kaum mit den Enkelkindern spielen wollen, eher spontan Unmut zeigen. Die Eltern können wahrscheinlich kein üppiges Erbe mehr von den Großeltern erwarten.

Während gesunde Vorfahren meist ihre Nachkommen fördern und unterstützen, müssen bei pflegebedürftigen, demenzkranken Vorfahren die Abkömmlinge diese mit großem Aufwand unterstützen.

Der Angehörige eines Demenzkranken ist in jedem Fall von Verlust betroffen, gleichgültig ob der Erkrankte im Pflegeheim oder von ihm selbst zu Hause gepflegt wird. Einmal bezahlt der Angehörige teuere Rechnungen, das andere Mal mit Zeitaufwand, Einschränkungen, Nerven und häufig auch Einkommensverlust.

Der pflegewillige Angehörige muss sich eine ganze Menge neues Wissen aneignen, über den Verlauf der Krankheit, die richtige Pflege, die Pflegeversicherung, die rechtlichen Grundlagen einer Betreuung.

All das angeeignete Wissen und die Fähigkeiten sind schlagartig wertlos, wenn der Demenzkranke stirbt, sofern man nicht im Pflegeberuf weiter tätig sein will. Und das will nahezu niemand!

Dem pflegenden Angehörigen bietet sich keine positive Perspektive:

- Seine innerfamiliäre Pflegeleistung ist nichts Produktives, nichts Wertsteigerndes, für das er sich etwas kaufen kann. Im Gegenteil, sie raubt ihm oft die eigene Gesundheit und ganz bestimmt die Lebensfreude!
- Sein ganzes Leben wird sich für einige Jahre mehr und mehr und letztendlich nur noch um den demenzkranken Angehörigen drehen. Keine Aussicht auf Heilung, wenig Unterstützung und Entlastung.
- Der pflegende Angehörige muss die anfänglichen Ängste des Kranken, die Hilflosigkeit, das Schwinden des Geistes, das langsame Dahinsiechen der geliebten Person bis auf das Niveau eines Säuglings und zum Schluss dessen Tod ertragen.
- Der pflegende Angehörige muss tagtäglich Entscheidungen treffen für den Erkrankten. Dabei bleibt ihm oft nur die Wahl zwischen schlimm oder schlimmer: Soll er den Kranken zum Laufen zwingen, auch wenn er weiß, dass den Kranken jeder Schritt schmerzt, aber keine Bewegung den Muskelabbau beschleunigt? Soll der Demenzkranke noch weiter medizinisch »gefoltert« werden – oft durch Intensivmedizin – oder soll er ihn lieber vier Wochen früher sterben lassen? Er kann nicht auf Verständnis und Einsicht des Erkrankten selbst hoffen.
- Der pflegende Angehörige macht viele Erfahrungen, die ihm im weiteren Leben nichts nützen, ihn eher verunsichern. Diese prägenden, negativen Erlebnisse zwingen einen zur Überlegung, was geschehen soll, wenn man selbst an einer Demenz erkranken sollte. Will man anderen Angehörigen das gleiche, kaum erträgliche Schicksal einer jahrelangen Pflege zumuten oder schafft man es, in einem solchen Fall noch rechtzeitig das eigene Leben selbstbestimmt zu beenden, sich zu töten? Diese Gedanken stellt sich niemand, der keinen demenzkranken Angehörigen je gepflegt oder erlebt hat. Nichtbetroffene leben weitaus sorgloser vor sich hin.
- Der pflegende Angehörige sowie auch seine gesamte Familie

schränken sich jahrelang ein, verzichten auf Sozialkontakte, auf den Urlaub oder auch nur auf Erholungsphasen, können sich keine luxuriösen Konsumgüter mehr leisten.

- Der pflegende Angehörige bietet dem Kranken viele unbezahlbare Dinge, wie ständige Aufmerksamkeit, das Gefühl der Vertrautheit und Geborgenheit, bis hin zur Liebe.
- Der pflegende Angehörige investiert viele unbezahlte Arbeitsstunden, Gefühle und Sorgen in den Kranken ohne Aussicht auf Besserung und Dank. Dafür bekommt die Bezugsperson des fortgeschritten Demenzerkrankten keine Anerkennung, nichts zurück!
- Der pflegende Angehörige erhält von Außenstehenden eher Moralpredigten und unbrauchbare Ratschläge als adäquate Anerkennung der Leistung.
- Den pflegenden Angehörigen treibt nur die eigene, anerzogene moralische, ethische Vorstellung an, dass er zur selbstlosen Hilfe gegenüber nahen Verwandten verpflichtet sei.

Die eigene Lebensqualität geht allmählich gegen null!

Derweil die Familien ohne Demenzkranke ihren Wohlstand und das Leben genießen.

Der ans Pflegeheim zahlende Angehörige muss dagegen oft nur auf teure Urlaube und einige teure Konsumgüter verzichten. Die Teilnahme am gesellschaftlichen Leben bleibt ohne Einschränkungen erhalten. Dafür wird der zahlende Angehörige mehr Vermögen verlieren als der pflegende Angehörige. Der zahlende Angehörige kann sich selbst ausrechnen, wie viele Stunden er mehr arbeiten muss – sofern er überhaupt mehr arbeiten kann –, um die Pflegeheimkosten zu erwirtschaften, auch wenn die Kosten steuerlich abzugsfähig sind.

Trotzdem muss sich der zahlende Angehörige bewusst sein, dass der an Demenz Erkrankte bei weitem nicht so aufopferungsvoll gepflegt wird und sich nicht so wohl fühlt wie mit einer festen, lange gekannten Bezugsperson.

(Sogar unsere träge Bundesregierung hat erkannt, dass die

private Pflege durch Angehörige volkswirtschaftlich wesentlich günstiger kommt als durch professionelles Pflegepersonal!)

Wenn ein Angehöriger seine berufliche Tätigkeit reduziert oder gar ganz aufgibt, um einen Demenzkranken zu pflegen, dann zählt nicht nur der aktuelle Einkommensverlust, sondern anzusetzen wäre der Verlust des höchsten Einkommens am Ende der Karriere, was sich auch noch in der Höhe der Rente auswirkt.

Unser Staat kompensiert die Rentenminderung, wenn der Demenzkranke in mindestens Pflegestufe I eingruppiert wurde und der Angehörige ausschließlich pflegt und über keinerlei Nebeneinkommen verfügt, mit einem Rentenanspruch von *6,– EUR/Monat je Pflegejahr!*

Vor kurzem traf ich auf einen ungewöhnlich kompetenten Arzt, der aus einem ärmeren europäischen Land stammt, wo familiäre Bindungen noch wichtig sind, und der zur häuslichen Pflege eines demenzerkrankten Angehörigen treffend sagte: »Das ist eine extrem schwere Aufgabe. Wer sie wagt, verdient allen Respekt, aber wir Kinder sind es unseren Eltern schuldig!«

Ich hatte keine andere Wahl, als meine Mutter selbst zu pflegen, und

ich würde es wieder tun, trotz meiner verlorenen Lebensjahre!!!

Thomas S., 46, demenzkranke Mutter,
verstorben mit 69 Jahren

15 »Ich wollte unbedingt das Richtige tun«

Lars C., 36, alzheimerkranke Mutter verstorben mit 67 Jahren

Es kam der Tag, an dem mein Bruder und ich vor die schwerste Entscheidung unseres Lebens gestellt wurden. Meine Mutter war an dem Punkt angelangt, wo das Leben nur eine Entscheidung zulässt, keine Alternativen, keine Kompromisse, keine möglichen Lösungswege dazwischen. Es musste eine Entscheidung für oder gegen lebenserhaltende Maßnahmen getroffen werden.

Wie es dazu kam:

Im Verlaufe des diesjährigen Sommers befand sich meine Mutter in einem desolaten körperlichen und geistigen Zustand. Sie war bereits so schwach, dass klar war, dass nur noch eine Unterbringung in ein Heim helfen konnte. Die Aufnahme in das Pflegeheim war schon zum Greifen nah, als mein Vater unsere Mutter ins Krankenhaus brachte. Sie wog nur noch knapp 40 Kilo und fiel zu Hause ständig hin. Mein Vater war nicht mehr in der Lage, sie noch bis zur möglicherweise rettenden Heimaufnahme weiter zu betreuen.

Wir trafen uns alle im Krankenhaus. Mutter war sehr unruhig, und man hatte sie an das Bett gegurtet. Sobald man sich an das Bett stellte, wurde ihre Unruhe noch schlimmer.

Die nächsten Tage ging es ihr besser. Mutter wurde etwas ruhiger. Jeden Abend fuhr ich nach der Arbeit ins Krankenhaus. Ich gab ihr hochkalorische Getränke des Krankenhauses. Manchmal konnte sie sogar weiches Brot mit Marmelade essen. Sie schien mich und einmal sogar meinen Bruder wiederzuerkennen. Sie sah in mir aber wohl eher das bekannte Gesicht, das sie die letzten Monate und Jahre jeden Abend besuchte. Dennoch war sie immer noch sehr unruhig und zerrte ständig an sich herum. Unter den dünnen Krankenhaushemden konnte man nun auch den gesamten grauenhaften körperlichen Zustand erkennen. Mein Bruder hatte meine Mutter bis zu diesem Zeitpunkt nie so gesehen. Ich konnte sein Entsetzen aus seinen Augen ablesen.

Durch die Medikamente verschlechterte sich der Zustand meiner Mutter immer weiter. Die ohnehin kaum noch vorhandene Motorik wurde durch ständiges Zittern des gesamten Körpers ersetzt, sie gurgelte immer öfter irgendwelche Laute. Sätze kamen, wenn überhaupt, nur noch selten über ihre Lippen. Auf Grund der Ruhigstellung durch die Medikamente ließen bestimmte Funktionen bei ihr nach oder setzten ganz aus. Sie bekam beispielsweise schwere Schluckbeschwerden. Einmal verschluckte sie sich beim Essengeben so schlimm, dass ich dachte, sie erstickt.

Ansonsten schaute sie angsterfüllt mit aufgerissenem Mund an die Decke. Immer wenn ich zu ihr kam, griff sie meine Hand, drückte ganz fest zu und ließ nicht mehr los.

Ein paar Tage später holte sie sich eine Infektion im Krankenhaus. Es war eine Lungenentzündung. Mutter war schlimm verschleimt, hatte ca. 40 Grad Fieber, schwitzte und röchelte und gurgelte die ganze Zeit. Die Pfleger hatten Probleme, den Schleim aus ihrem Hals abzusaugen. Es war so schlimm, dass ich dachte, sie stirbt. Sie zitterte, zerrte an der Decke, an sich selbst und an mir herum. Man merkte, wie sehr die anderen Patienten und deren Angehörige unter der Situation litten. »Das ist alles eine ganz große Scheiße hier«, gurgelte sie. Ich versuchte sie irgendwie zu beruhigen. »Ich bin bei dir«, sagte ich zu ihr. »Aber ich schaffe das nicht alleine. Du musst mir helfen. Ich brauche deine Hilfe«, flehte ich sie an. »Dann kommst du bald wieder hier raus. Aber bitte hilf mir. Sonst schaffen wir das nicht.« Sie antwortete nur: »Aber ich helf' doch.« Das war der letzte einigermaßen verständliche Satz, den meine Mutter zu mir sagte. Irgendwann schlief sie ein.

Samstags führte ich ein Gespräch mit dem Stationsarzt. Er sagte, dass es äußerlich aussehe, als wäre Mutter auf dem Wege der Besserung. Die Infektion sei aber noch immer da. Man müsse die Laborwerte abwarten. Er riet mir aber auch, mich darauf einzustellen, was passiert, wenn die Werte sich verschlechtern. Ich ahnte, was das bedeutet. Ich rief meinen Bruder an. Über das Wochenende machten wir uns bereits auf das Schlimmste gefasst.

Am Montagabend waren Mutters Laborwerte endlich da. Sie waren katastrophal. Ich ging an das Krankenbett meiner Mutter. Sie schlief leise röchelnd, voll gepumpt mit Medikamenten. Ich weinte still an ihrem Bett. Danach rief ich meinen Bruder an. Eine halbe Stunde später trafen wir uns im Krankenhaus. Wir gingen noch einmal kurz zu Mutter. Er weinte.

Die Infektion ging nicht weg. Wir wurden mit der Frage »Lebenserhaltende Maßnahmen« (u. a. Einsatz einer Magensonde) konfrontiert. Die Ärzte sagten uns aber auch, dass es Situationen gibt, bei denen sie zu »Lebenserhaltung *nicht* um jeden Preis« raten. Im Falle unserer Mutter sei das jetzt so eine Situation. Sie hatte keine Reserven mehr – körperlich und geistig. Im Klartext bedeutete dies: Absetzen der Antibiotika gegen die Infektion, Verabreichung von Morphium gegen die Unruhe und die Schmerzen und lediglich eine »Restversorgung« mit Flüssigkeit.

Auf diesen Moment hatte ich mich in der Zeit nach der Diagnose versucht, innerlich vorzubereiten. Ich hatte gelesen, dass die Lebenserwartung bei Alzheimer-Patienten wie meiner Mutter bei 7–10 Jahren nach der Diagnose liegt und dass dieser Moment kommen wird. Nun war er da. Ich hatte mir immer vorgenommen, das Richtige in dieser Situation zu tun. Mein Bruder und ich hatten vorher darüber gesprochen. Wir waren uns einig. In diesem Moment regierte mein Verstand über meine Gefühle. Ich wollte unbedingt das Richtige tun. Wir taten in dieser Situation das Beste für Mutter. Wir entschieden uns gegen die Lebenserhaltung um jeden Preis. Der Tod als Erlösung.

In der folgenden Nacht sah es so aus, als würde es bald vorbei sein. Mutters Atmung war sehr flach, die Atempausen wurden länger. Wir entschieden uns, an ihrem Sterbebett zu bleiben, bis es vorbei ist. Wir blieben ununterbrochen bei ihr, sprachen viel über Vergangenheit, Familie und Zukunft, schliefen abwechselnd auf der Nachbarpritsche. Mutter kämpfte tapfer weiter. Ihr Körper und auch ihr Geist waren noch zu jung zum Sterben. Sie wollte uns noch ein wenig um sich haben.

Über das Wochenende hatten mein Bruder und ich uns die Krankenhausbesuche aufgeteilt, so dass wenigstens einer immer bei Mutter war. Wir hatten uns aber auch darauf eingestellt, dass es passieren kann, wenn keiner von uns bei ihr ist.

Die letzte Visite war für die Ärzte Routine. Man sagte uns, dass es nun nicht mehr lange dauern kann und dass sie es bald geschafft habe. Wir waren beide nicht anwesend, als es passierte. Sie wollte dafür allein sein. Ich kam als Erster zu ihr. Ihre Gesichtszüge hatten sich entspannt. Sie sah friedlich aus. In mir war eine komplette, nicht zu beschreibende Leere. Mein Bruder kam 10 Minuten später. Wir sprachen nicht viel.

Meine Mutter verstarb im Alter von 67 Jahren im Krankenhaus an den Folgen schwerer Alzheimer-Demenz und einer Lungenentzündung.

»Die Entscheidung fällt ja viel früher«

Maria F., 53 Jahre, Mutter verstorben mit 63 Jahren

Unsere Mutter starb vor mehr als 10 Jahren. Sie wurde 63 Jahre alt.

Nicht meine Schwester und ich haben damals die Entscheidung über Leben und Tod unserer Mutter getroffen. Eine wirkliche Wahl, eine echte Entscheidung gibt es zu einem bestimmten Zeitpunkt einer Krankheit nicht mehr. Die Entscheidung, was ein geschwächter Organismus noch aushalten will, fällt ja viel früher. In einem solchen Stadium der Krankheiten geht es höchstens noch um wenige Wochen. Und wer sagt einem, dass in diesen Wochen die Lebensqualität »lebenswert« sein wird? Unter Schmerzen? Unter Morphium? In Angstzuständen? Sediert mit Medikamenten? Seine Mitwelt nicht wahrnehmend? Seine Liebsten nicht erkennend? Man kann sich höchstens zwischen Pest und Cholera entscheiden. Oder für den »natürlichen« Ablauf, den das Leben für uns Menschen vorsieht. Wir haben uns damals für diesen entschieden.

Meine Schwester und ich saßen tage- und nächtelang am Bett unserer Mutter. Sie hat gekämpft, tage- und nächtelang, und immer mit geballten Fäusten. Immer wieder dachten wir, wenn die Atmung aussetzte, nun habe sie es »geschafft«, aber nein, sie kämpfte weiter. Dabei sprach sie viel vor sich hin. Das meiste war unverständlich, ein Gemurmel. Anderes war gut zu verstehen und in ihren Lebenskontext zu integrieren. Und dennoch, in all ihren vielen Wortfetzen kamen wir, ihre Kinder, kein einziges Mal vor. Wir saßen bei ihr, litten mit ihr, doch sie hat uns nicht mehr gesehen. Sie hat uns in ihrer Innenwelt nicht mehr wahrgenommen. In den letzten Stunden ihres Lebens war sie nur noch bei sich. Ganz allein bei sich. Und da wussten wir, es ist gut so. Wir wussten, sie hat losgelassen.

Ich habe so schnell nicht loslassen können und viele Jahre gebraucht, um mit dem Tod meiner Mutter fertig zu werden. Dabei geht es weniger um den Verlust als solchen als darum, was man zu Lebzeiten versäumt hat. *Das* macht mich noch heute unsäglich traurig.

Info: Patientenverfügung

Wer mitten im Leben steht, der denkt nicht gerne an sein Ende. Und wenn er sich sein Ende wünschen könnte, dann möge es schmerzfrei, schnell und er im Vollbesitz seiner geistigen Kräfte sein. Doch jeder, der ehrlich mit sich selber ist, weiß, dass es auch anders kommen kann.

Vielleicht haben Sie schon zu früheren Zeiten mit Ihrem jetzt demenzerkrankten Angehörigen über die Fragen des Lebens und des Sterbens diskutiert. Und Sie wissen, was zu leiden er bereit ist und was er auf keinen Fall ertragen möchte. Möglicherweise gibt es auch eine Betreuungsverfügung (s. S. 59), eine Vorsorgevollmacht (s. S. 57) oder eine Gesundheitsvollmacht (s. S. 58) aus der hervorgeht, welche Wünsche er angesichts des nahenden Endes an seine Ärzte und Angehörigen »in Vollbesitz seiner geistigen Kräfte« gerichtet hat.

Ein solches Gespräch sollten Sie unbedingt so früh wie möglich mit Ihrem demenzerkrankten Angehörigen suchen. Oder aber es ist gerade jetzt (noch) der richtige Zeitpunkt, diese Fragen mit ihm zu besprechen. Denn möglicherweise stehen Sie demnächst vor der Entscheidung, ob bei Ihrem Angehörigen lebensverlängernde Maßnahmen angewendet werden sollen oder nicht.

Diese können z. B. sein:

- der Einsatz von medizinischen Apparaten (z. B. Beatmungsgerät),
- die Verabreichung bestimmter Medikamente (z. B. Antibiotika),
- künstliche Ernährung, künstliche Flüssigkeitszufuhr (z. B. das Legen einer Magensonde),
- Wiederbelebung,
- Dialyse,
- Blut/Blutbestandteile,
- fremde Organe.

Ärzte sind dem Leben verpflichtet. Auch dann, wenn der Patient sich im Endstadium einer unheilbaren, tödlich verlaufenden Krankheit oder bereits im Sterbeprozess befindet. Auch dann, wenn der Patient infolge einer Gehirnschädigung die Fähigkeit, mit anderen Menschen in Kontakt zu treten, Einsichten zu gewinnen und Entscheidungen zu treffen, unwiederbringlich verloren hat.

Um dann doch Entscheidungen treffen zu können, braucht Ihr kranker Angehöriger Sie.

In einer Patientenverfügung können Sie – möglichst schriftlich – für den Fall Ihrer Entscheidungsunfähigkeit im Voraus festlegen, ob und wie Sie in bestimmten Situationen ärztlich behandelt werden möchten. Darin können Sie auch Bitten äußern oder bloße Richtlinien für die behandelnden Ärzte aufnehmen. Zudem kann es sinnvoll sein, auch persönliche Wertvorstellungen, Einstellungen zum eigenen Leben und Sterben und religiöse Anschauungen als Ergänzung und Auslegungshilfe zu schildern.

Auf diese Weise können Sie trotz aktueller Entscheidungsunfähigkeit Einfluss auf die ärztliche Behandlung nehmen und damit Ihr Selbstbestimmungsrecht wahren.

Wenn Sie überlegen, ob Sie eine Patientenverfügung erstellen wollen oder nicht, empfiehlt es sich zunächst, darüber nachzudenken, was Ihnen in Zusammenhang mit Krankheit, Leiden und Tod wichtig ist, wovor Sie Angst haben und was Sie sich erhoffen.

Manche Menschen haben Angst, dass vielleicht nicht mehr alles medizinisch Mögliche für sie getan werden könnte, wenn sie alt oder schwer krank sind. Andere befürchten, dass man sie in solchen Situationen unter Aufbieten aller technischen Möglichkeiten nicht sterben lässt.

Es ist nicht einfach, sich mit existenziellen Fragen auseinander zu setzen, die Krankheit, Leiden und auch das Sterben betreffen. Dennoch ist dies notwendig, will man sich über die Konsequenzen der eigenen Entscheidungen klar werden. Die Festlegungen in einer Patientenverfügung bedeuten, dass man selbst die Verantwortung für die Folgen übernimmt, wenn ein Arzt diesen Wünschen entspricht. Dabei sollten Sie bedenken, dass in bestimmten Grenzsituationen des Lebens Voraussagen über das Ergebnis medizinischer Maßnahmen und mögliche Folgeschäden im Einzelfall kaum möglich sind.

Im konkreten Fall müssen Sie – anstelle des demenzerkrankten Angehörigen – die Entscheidung über den Einsatz lebensverlängernder Maßnahmen so treffen, wie es im Sinne und nach dem Willen des Erkrankten ist.

Erklären Sie Ihrem Angehörigen bei dem Gespräch um die Patientenverfügung den Sachverhalt – lebensverlängernde Maßnahmen ja oder nein – und dass er hier selbstbestimmt Einfluss nehmen kann. In vermeintlichem Gegensatz zu einer Generalvollmacht (s. S. 54 ff.), bei der er, wie er denkt, alles hergeben muss, wird bei der Patientenverfügung aktiv sein ausdrücklicher Wille festgelegt und später berücksichtigt. Machen Sie Ihrem Angehörigen deutlich, dass er damit auch eine Last von Ihren Schultern nimmt. Denn mit der Gewissensfrage »lebensverlängernde Maßnahme ja oder nein« müssen auch Sie weiterleben können. Um wie vieles ruhiger können Sie das, wenn Sie die

Gewissheit haben, dass Sie nach dem Wunsch Ihres Angehörigen entschieden haben.

Es ist ganz wichtig, diese Patientenverfügung möglichst früh, zu Beginn der Demenzerkrankung zu erstellen. Wenn Sie persönliche Wertvorstellungen, Einstellungen zum eigenen Leben und Sterben und religiöse Anschauungen schriftlich niederlegen, können sie als Ergänzung und Auslegungshilfe dienen. Dies gilt insbesondere dann, wenn sie »in gesunden Tagen« erstellt wird. Die in einer Patientenverfügung festgelegten Wünsche zum Ob und Wie medizinischer Maßnahmen in kritischen Krankheitssituationen beruhen meist auf persönlichen Wertvorstellungen, Lebenshaltungen, religiösen Anschauungen, Hoffnungen oder Ängsten. Um die Festlegungen einer Patientenverfügung besser nachvollziehen zu können, kann es für das Behandlungsteam ebenso wie für Bevollmächtigte oder Betreuer hilfreich sein, Ihre persönlichen Auffassungen zu kennen. Das ist insbesondere dann wichtig, wenn es Auslegungsprobleme gibt oder wenn die konkrete Situation nicht genau derjenigen entspricht, die Sie in der Patientenverfügung beschrieben haben.

Eine Patientenverfügung ist für Ärzte verbindlich, wenn Ihr Wille für eine konkrete Behandlungssituation eindeutig und sicher festgestellt werden kann. Der Arzt muss eine derart verbindliche Patientenverfügung beachten. Die Missachtung des Patientenwillens kann als Körperverletzung strafbar sein.

Der XII. Zivilsenat des Bundesgerichtshofs hat in seiner Entscheidung vom 17. März 2003 betont, dass es die Würde des Menschen gebietet, ein im einwilligungsfähigem Zustand ausgeübtes Selbstbestimmungsrecht – etwa in Form einer Patientenverfügung – auch dann noch zu respektieren, wenn der Erkrankte zu einer eigenverantwortlichen Entscheidung später nicht mehr in der Lage ist.

Das betont auch die Bundesärztekammer in ihren Grundsätzen zur ärztlichen Sterbebegleitung, in denen es heißt:

»Patientenverfügungen sind verbindlich, sofern sie sich auf

konkrete Behandlungssituationen beziehen und keine Umstände erkennbar sind, dass der Patient sie nicht mehr gelten lassen würde.«

Es gibt keine bestimmten Formvorschriften für eine Patientenverfügung. Sie kann deshalb mündlich oder schriftlich erfolgen, auch mit Hilfe eines Notars. Es ist jedoch empfehlenswert, diese schriftlich niederzulegen, weil dann der darin geäußerte Wille leichter nachweisbar ist. Das bietet eine bessere Gewähr dafür, dass Ihr Wille beachtet wird.

Obwohl die Frage der Gültigkeit einer Patientenverfügung nach wie vor kontrovers diskutiert wird, berücksichtigen immer mehr Ärzte, besonders bei Demenzpatienten im Endstadium, den Willen des Patienten, wenn er in einer Patientenverfügung festgehalten wurde. Dies gilt allerdings nicht bei Akutbehandlungen (z. B. Herzinfarkt, Erstickungsbedrohung während des Essens).

Hinweis:
Lassen Sie sich zusammen mit Ihrem demenzerkrankten Angehörigen unbedingt beraten, bevor eine Patientenverfügung verfasst und unterschrieben wird.

Beratung bieten u. a.:
- Betreuungsvereine
- Deutsche Alzheimer Gesellschaft, Tel.: 030/31 50 57 33
- Bundesarbeitsgemeinschaft Hospiz, Tel.: 02428/80 29 37
- Deutsche Schmerzliga e.V., Tel.: 0700/3 75 37 53 75
- Deutsche Krebshilfe e.V., Tel.: 0228/72 99 00

Rechtlichen Rat dazu können Sie sich auch bei einem Notar einholen.

Tipp:
Informationen und Musterpatientenverfügungen erhalten Sie u. a.
- bei den Ärztekammern,
- beim Zentrum für medizinische Ethik in Bochum,
- beim Bundesministerium der Justiz,
- beim Amtsgericht bzw. Vormundschaftsgericht Ihres Wohnortes,

- bei den Kirchengemeinden,
- in der Schriftenreihe der Deutschen Alzheimer Gesellschaft e.V., Band 2: »Ratgeber in rechtlichen und finanziellen Fragen für Angehörige von Alzheimer-Patienten, ehrenamtliche und professionelle Helfer« Zu bestellen bei der Deutschen Alzheimer Gesellschaft e.V. (Adresse s. Anhang)

Buchempfehlung:
Thorsten Jacobi, Arnd T. May, Rita Kielstein, Werner Bienwald (Hg.): »Ratgeber Patientenverfügung. Vorgedacht oder selbstverfasst?«, Münster: LIT 2001, Bd. 2, Vierte Auflage 2004, 178 S., 12,90 €, br., ISBN 3-8258-5637-2

EKD-Texte 80: »Sterben hat seine Zeit« – Überlegungen zum Umgang mit Patientenverfügung aus evangelischer Sicht
Zu bestellen für 0,60 € bei:
Kirchenamt der EKD, Versand, Herrenhäuser Str. 12, 30419 Hannover
E-Mail: versand@ekd.de

Links:
www.deutsche-alzheimer.de
www.medizinethik.de/verfuegungen.htm
www.nahrungsverweigerung.de/scripts/entscheid_find.html
www.bmj.bund.de

(Unter freundlicher Mitarbeit von Ulrich K. Ellwart)

16 Anstatt eines Schlusswortes

Tatjana S. mit demenzkranker Mutter

Liebe Frau Flemming,
was heißt, es »berührt« Sie? Ist es die Geschichte meiner Mutter, die Ihnen nahe geht, oder tue ich Ihnen Leid?

Ich höre dies oft, »Oh du Arme, du tust mir Leid«. Das ist nett, aber gleichsam inflationär. Eine höfliche Floskel, weil »man ja irgendetwas dazu sagen muss«.

Man muss aber kein Mitleid mit mir haben. Mit meiner Mutter schon. Es kann einem nur Leid tun, wenn man durch Krankheit um so viel Lebenszeit betrogen wird, um die Zeit, für die man so viel aufgespart hat. Geld, Interessen, Wünsche, Träume, nur an sich denken. Bei der Vorstellung, was meine Mutter heute alles unternommen hätte, schießen mir die Tränen in die Augen. Und jetzt ist sie so ausgeliefert. Ausgeliefert unseren Persönlichkeiten, Launen, Fähigkeiten. Unserem Good Will. Oder ausgeliefert institutionellen Gegebenheiten und dortigen Launen, Fähigkeiten, Good Will. Sie hat einfach keine Wahl mehr.

Ich schon. Ich kann jederzeit sagen: »Okay, genug, andere kümmern sich auch gut und ihr wird es egal sein. Sie erkennt mich sowieso nicht mehr und morgen ist alles Heutige vergessen.«

Dieses Vergessen, das »Nichts-mehr-Mitbekommen« wird so häufig als »Vorteil« dieser Krankheit gesehen, aber ist das nicht furchtbar? Wenn man angeblich froh sein soll, nichts mehr aufnehmen, merken zu können? Wer weiß, wie oft dies als Freifahrtschein missbraucht wird! Ich selbst beruhige ja manchen Gewissenskonflikt damit – oder versuche es zumindest.

Oft denke ich, ich könnte besser arbeiten, haushalten, öfter staubsaugen, viel geduldiger, noch fürsorglicher sein. Meine Mutter ist mir manches Mal noch so präsent wie früher. Beispielsweise habe ich früher immer ihr Auto »geerbt«, wenn sie sich einen neuen Wagen gekauft hat. In dessen Innenraumpflege war ich nie die Tüchtigste und das war immer Grund für Endlosdiskussionen. Ihren letzten Wagen fahre ich inzwischen auch, nur habe ich den nicht von ihr übergeben bekommen. Manchmal habe ich ein schlechtes Gewissen, wenn ich ihn fahre, und obwohl er ziemlich teuer im Verbrauch ist, bringe ich es nicht fertig, mich zu trennen. Aber vor allem ist er in der Regel picobello sauber. Wenn nicht, denke ich: »Wenn sie das gewusst hätte …«, und schon wird am nächsten Tag gesaugt und gewienert. In vielen Situationen bin ich mittlerweile so, wie sie gewesen wäre bzw. es von mir erwartet hätte.

Ich weiß genau, was sie von mir erwartet, und auch, was sie nicht von mir verlangt hätte. Dieses Wissen und auch mein eigenes Gewissen sind ein ehrliches und gutes Regulativ. Außerdem habe ich ja jederzeit noch »die Wahl«. Das sollte man nie vergessen, denn, ökonomisch ausgedrückt (schließlich bin ich Betriebswirtin), handelt es sich um ein »Verlustgeschäft«. Wie gesagt, rein ökonomisch, evtl. noch gesellschaftlich ausgedrückt. Hinterher sagt einem nämlich jeder: »Was jammerst du? Du hättest es ja nicht machen müssen!«

Mich muss man jedenfalls nicht bedauern, aber Anerkennung finde ich gut – und sie tut auch gut.

Ich wünsche Ihnen eine gute Nacht und ein schönes Wochenende!
Viele Grüße,
Tatjana S.

Liebe Frau S.,
als ich Ihnen schrieb, Ihr Bericht habe mich berührt, da meinte ich das auch. Und auch jetzt meine ich das genauso, wie ich es

sage: Fast alle Berichte, die ich bekommen habe, haben mich in irgendeiner Weise berührt oder auch angerührt. Und jedem Einzelnen, bei dem das so war, habe ich das auch geschrieben. Berührt war ich und bin es noch, wegen der Lebensgeschehnisse als solchen. Wegen der daran beteiligten Leben. Weil das Leben solche »Geschichten« eben schreibt und die Menschen in diesem Kummer, Sorge, Tragik, Verzweiflung, verlorene Lebenszeit und unermesslich viel mehr erleiden müssen. Und dennoch ihre Liebe nicht verlieren.

Auch Ihnen wünsche ich einen schönes Wochenende bzw. Sonntag, denn der Samstag ist ja schon halb vorbei. Doch vermutlich ist es einerlei, Samstag, Sonntag, Werktag. Ihre Mutter ist jeden Tag krank und Sie jeden Tag für sie da. Und wenn ich sage, dass ich dafür ehrliche Hochachtung vor Ihnen habe, dann ist das ebenfalls genau so gemeint, wie ich es sage.

Zum Abschluss werde ich wiederum auf eine Floskel zurückgreifen, nämlich, dass ich Ihnen und Ihrer Mutter »alles Gute« wünsche. Auch das ist genau so gemeint. Obwohl ich gar nicht wissen kann, was für Ihre Mutter und genau so für Sie »gut« ist. Das wissen Sie allein, und auch das ist »gut« so.

Ich wünsche Ihnen also alles Gute
und dass Sie die Liebe nicht verlieren,
von Herzen
Daniela Flemming

Nachwort

Dieses Buch zu schreiben war nur mit Hilfe der betroffenen Angehörigen, die sich zur Mitarbeit bereit erklärt haben, möglich. Ebenso wie mein Vorgängerbuch »Mutbuch für pflegende Angehörige und professionell Pflegende« lebt es von den Erfahrungen der pflegenden Partner, Kinder oder sonstiger pflegender Angehöriger.

Deshalb würde ich mich freuen, wenn Sie, die Sie als Angehörige/Angehöriger oder als Pflegefachperson über weitere Erfahrungen, Erlebnisse, Tipps und gute Ratschläge verfügen, mir darüber berichten würden. Ich bitte Sie, mir auf dem herkömmlichen Postweg an den Verlag zu schreiben oder eine E-Mail an danielaflemming@gmx.net zu senden.

So bleibt das »Angehörigenbuch« mit jeder neuen Auflage aktuell und lebensnah und deswegen wertvoll für alle, die mit dem Thema »Demenzerkrankte Menschen« konfrontiert sind.

Daniela Flemming, im Mai 2006

Sachwortregister

Ambulante Pflegedienste 75 f.
Behandlungspflege 74 ff.
Berufsbetreuer 59 f.
Betreuungsverfügung 59 f.
Betreuungsvollmacht 59 f.
Demenz-WG 180 ff.
Freiwillige Verfügung 59 f.
Gedächtnissprechstunde 25 ff.
Generalvollmacht 54 ff.
Gesprächskreis für pflegende Angehörige 96 ff.
Gesundheitsvollmacht 58
Internet-Selbsthilfegruppe 112 ff.
Kontovollmacht 59 f.
Kurzzeitpflege 121 f.
Lebensverlängernde Maßnahmen 210 ff.
Mailingliste 112 ff.
Mediator 190 ff.
Memory-Klinik 26 ff.
Patientenverfügung 210 ff.
Pflegebedarf 35 ff.
Pflegestufe, Antrag auf 35 ff.
Schwerbehindertenausweis 44 ff.
Selbsthilfegruppen 94 ff.
Symptome der Alzheimer-Demenz 19 ff.
Tagespflege 122 f.
Urlaubspflege 123
Validation 87 ff.
Verhinderungspflege 123
Verlauf der Alzheimer-Demenz 19 ff.
Vorsorgevollmacht 57 f.
Vorsorgeverfügung 57 f.
Zeitkorridor 37, 75 f.

Auswahl weiterführender Bücher

Über einen sehr umfassenden Überblick an einschlägigen Buchempfehlungen verfügt die Alzheimer Angehörigen Initiative e.V. unter www.alzheimerforum.de

Demenz und Alzheimer allgemein

Altersdemenz. Heft 28. November 2005. Gesundheitsberichterstattung des Bundes, Robert Koch-Institut, Berlin.

Fuhrmann, Ingrid, et al.: Abschied vom Ich – Stationen der Alzheimer Krankheit – Orientierungshilfen. Freiburg: Herder 2000

Funke, Alex: Mit einer Alzheimerkranken leben. Ein Erfahrungsbericht. Bielefeld: Luther-Verlag 1998

Jürgs, Michael: Alzheimer. Spurensuche im Niemandsland. München: Paul List 1999.

Klessmann, Edda, Wollschläger, Peter: Wenn Eltern Kinder werden und doch die Eltern bleiben. Die Doppelbotschaft der Altersdemenz. Bern: Hans Huber 2001

Tönnies, Inga: Abschied zu Lebzeiten. Wie Angehörige mit Demenzkranken leben. Bonn: Psychiatrie Verlag 2004

Wächtler, Claus: Demenzen – frühzeitig erkennen, aktiv behandeln, Betroffene und Angehörige aktiv unterstützen. Stuttgart: Thieme 2002

Pflege, Betreuung und Begleitung Demenzkranker

Feil, Naomi: Validation in Anwendung und Beispielen. München: Ernst Reinhardt 2000

Flemming, Daniela: Demenz und Alzheimer – Mutbuch für pflegende Angehörige und professionell Pflegende altersverwirrter Menschen. Weinheim und Basel: Beltz 2003

Huub Buijssen: Demenz und Alzheimer verstehen – mit Betroffenen leben. Weinheim und Basel: Beltz 2002

Mace, Nancy L., Rabins, PeterV.: Der 36-Stunden-Tag. Bern: Hans Huber 1996

Beschäftigung

Eisenburger, Marianne: Aktivieren und Bewegen von älteren Menschen. Aachen: Meyer&Meyer, Sport 2000

Evers, Margit: Geselligkeit mit Senioren – Wahrnehmen, Gestalten, Bewegen. Weinheim und Basel: Beltz 2003

Ruhe, Hans G.: Methoden der Biographiearbeit – Lebensspuren entdecken und verstehen. Weinheim und Basel: Beltz 2003

Stöhr, Ursula: Das Seniorenspielbuch – 250 praktische Anregungen für die Gruppenarbeit. Weinheim und Basel: Beltz 2002

Schmidt-Hackenberg, Ute: Anschauen und Erzählen. Gedankenspaziergänge mit dementiell Erkrankten. 36 Bildkarten. Hannover: Vincentz 2004

Schmidt-Hackenberg, Ute: Zuhören und Verstehen. Hannover: Vincentz 2003

Schmidt-Hackenberg, Ute: 10-Minuten-Aktivierung mit verwirrten. Aufbruch in die Vergangenheit. Hannover: Vincentz 1996

Tanklage, Elisabeth: Gedächtnistraining für Senioren – 24 unterhaltsame Stundenfolgen für Gruppenleitungen. Weinheim und Basel: Beltz 2001

Zu Wohngemeinschaften/Wohngruppen

Fuchs, Dörte, Orth, Jutta: Umzug in ein neues Leben, Wohnalternativen für die zweite Lebenshälfte. München: Kösel 2003

Klie, Thomas (Hrsg.): Wohngruppen für Menschen mit Demenz. Hannover: Vincentz 2002

Osterland, Astrid: Nicht allein und nicht ins Heim – Alternative: Alten WG. Hrsg. Freie Altenarbeit Göttingen e.V. und Eva-Meurer-Stiftung. Paderborn: Junfermann 2000

Adressen

Deutsche Alzheimer Gesellschaft e.V.
Friedrichstr. 236
10969 Berlin
Tel.: 030/259 37 95 0
E-Mail: info@deutsche-alzheimer.de
www.deutsche-alzheimer.de

Die Deutsche Alzheimer Gesellschaft hat unter der Nummer
01802 - 17 10 17
ein Beratungstelefon eingerichtet. Dieses ist von
montags bis donnerstags von 9–18 Uhr und
freitags von 9–15 Uhr
besetzt. Ein Gespräch kostet 0,09 € pro Minute.

Dort erhalten Sie *persönliche* Beratung und Informationen über

- die nächstgelegene Angehörigengruppe oder Beratungsstelle
- die Alzheimer Gesellschaft in Ihrer Nähe
- vorhandenes Aufklärungsmaterial, Broschüren, Informationsmaterial, Bücher
- überregionale Veranstaltungen
- hilfreiche weiterführende Adressen und Telefonnummern

Internet-Benutzer erhalten diese Informationen unter
www.deutsche-alzheimer.de